食物减压

罗 宇 主编

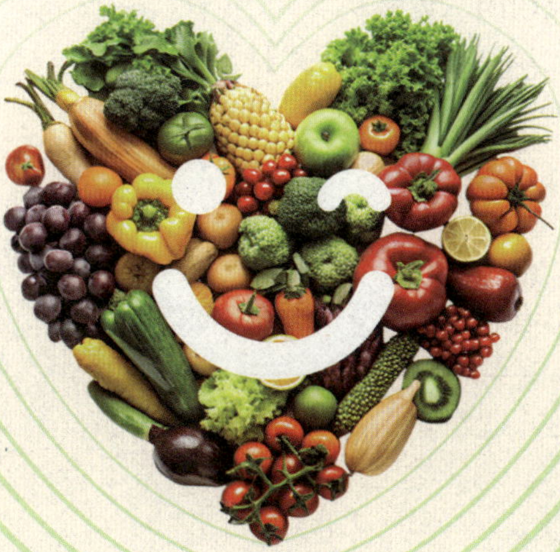

天津出版传媒集团
天津科学技术出版社

图书在版编目（CIP）数据

食物减压/罗宇主编. -- 天津：天津科学技术出版社，2009.1(2025.7月重印)

ISBN 978-7-5308-4072-6

Ⅰ.食… Ⅱ.罗… Ⅲ.压抑（心理学）—食物疗法 Ⅳ.R247.1

中国版本图书馆CIP数据核字(2008)第186043号

食物减压

SHIWU JIAN YA

责任编辑：布亚楠

责任印制：赵宇伦

出版：天津出版传媒集团
天津科学技术出版社

地址：天津市西康路35号

邮编：300051

电话：（022）23332674

网址：www.tjkjcbs.com.cn

发行：新华书店经销

印刷：河北松源印刷有限公司

开本 787×1092 1/16 印张 10 字数 100 000

2009年1月第1版2025年7月第1版第2次印刷

定价：38.00元

F O R E W O R D

前 言

随着社会的进步发展，生活节奏的加快，来自工作和社会等各方的竞争，让现代人随时随地面对着压力。

压力折磨着现代人生活与工作的神经，令现代人身心健康备受冲击。于是，健忘、失眠、便秘、神经衰弱、高血压、糖尿病、气喘、冠心病、各种慢性疾病以及精神疾病不断发生。

压力，无处不在！

压力，无可避免！

压力，令人们苦不堪言！

怎么办？怎么办？

用药物来缓解各种压力带来的症状！

——很多人选择这样一条“不归路”。

殊不知，药物固然能迅速缓解某些症状，却往往带有一定的副作用。长此下去，身体必然会对药物产生依赖性甚至抗药性。到那时，药物也无能为力！更严重的还在后头，人体免疫系统功能将会降低，失去抵抗力，更严重的疾病也将频频来袭！

怎么办？难道人们就真的束手无策，只能坐以待毙？

当然不是。

所谓“解铃还须系铃人”，既然压力是催生各种疾病的幕后黑手，那么减压就应是目前首要问题。

中医指出，当人体承受巨大压力时，身体内就会消耗大量的葡萄糖、维生素以及矿物质等营养元素。人体在此时若营养供给不足，就会感觉疲劳、烦躁、心神不宁，久而久之就会患上疾病。

可见，食物的营养与压力的关系何其密切！

不错，本书就是要告诉你一条安全、科学、可行的自救方法——食物减压！

各种各样的天然食物，富含各种丰富的营养，能够补充人体所需要的任何营养。因此，食物就是我们最好的医生。

通过食物来减压，是最明智的方法。

F O R E W O R D

营养专家研究发现，某些食物本身所含有的营养素能对人的精神和情绪起到有效的调节作用。

例如，含维生素B的食物，能对我们的神经系统起维护、保健的作用，从而改善压力对身心的影响。矿物质含量丰富的食物，能有效地稳定我们的神经系统，帮助我们缓解面临压力时产生的焦躁情绪。

很多人在生活中也渐渐发现了这一奥秘，但有一部分人却不自觉地陷入了另一个误区：他们发现通过饮食可以使自己欢愉，于是一感觉有压力便漫无目的地用食物宣泄，走入暴饮暴食的陷阱。例如，吃下大量炸鸡、薯条或可乐等高热量、高脂肪或是特别油腻与咸辣的食物。

所以只有运用正确的方法，才能让食物有效减压。

本书首先帮你深入浅出地分析了压力，帮助你认识、了解压力的存在与严重性，继而系统分析各种症状或疾病的成因，进而指出各种舒解压力的妙策良方，最后给出“适时而食”与“适食而吃”的概念，告诉你通过日常的正确饮食来为自己做好压力的预防和治疗。此外，本书的最后一部分还推出了一些简易减压食谱，你可以将其作为参考，一展天赋！

“身体是革命的本钱！”即使你空赚万贯家财，没有一个健康的身体，一切都是枉然！

“快乐是生命之源！”假使你长期处在重重压力之中，久久得不到释放，那么你的日子只能苦不堪言，最终健康亮起警灯！

正确地摄取食物，及时补充你所需要的营养素，能让你的身和心都快乐起来！

食物减压法疗效温和、深入、没有副作用，还能令你在过程中充分享受到美食的乐趣。

本书的出版要特别感谢杨潇楠、张丽丽、王彦、王红杰、刘继英、刘亚楠、任艳灵、李海丽等人提供的意见和给予的帮助。

本书的出版过程中，王浩、王铁成、赵春东、马冰、张灵犀、罗珩、孙良珠、郭海平等人提供了众多宝贵的意见和建议，在此深表谢意。

本书编写过程中得到了张苗、常娟、李伟、刘春宏、刘继凤、石金星等人的大力帮助，在这里表示最诚挚的感谢。

目 录

第一章 压力——谁都无法承受的痛

第一节 压力概述 …… 2

01 身边无形的魔爪——压力 …… 2

02 潜在魔鬼的化身——心理精神压力 …… 5

03 谁都无法获得的“免疫”——压力反应 …… 8

第二节 压力导致怪病频现 …… 12

01 为何如此花容憔悴 …… 12

02 几多忧愁，几多“痘” …… 13

03 口腔溃疡——压力的“翻译官” …… 15

04 妙曼身材的冷血杀手 …… 16

05 哭不出来的伤痛——抑郁 …… 17

06 谁说女子“不如”男 …… 19

07 类风湿性关节炎也与压力“连” …… 21

08 男人是不是一座孤岛 …… 23

09 “亨利”为何在胸口套上三个铁箍 …… 25

10 肠胃病——职场白领的常发病 …… 26

11 孩子“超”懂事的幕后 …… 28

12 21世纪的“新宠儿”——高血压 …… 30

13 大脑萎缩——压力的“执行官” …… 32

14 威胁男性健康的第一个信号——ED …… 34

15 献给健康的“新礼物”——失眠 …… 35

第二章 食物——潜伏在你身边的巨大宝藏

第一节 食物营养素——缓解压力的“保护神” ………… 38

01 维生素减压 润物细无声 ………………………… 38

02 稳定情绪当属钙、镁、锌 ………………………… 44

03 胆固醇平衡很重要 ………………………………… 48

04 千古名方“血清素”降压提神不虚传 ………… 50

05 蛋白质是生命的物质基础，更是祛烦减压的宝石…… 51

06 豪华落尽见真醇 碱性食物抗疲劳 ……………… 53

07 膳食纤维减压增神令人爽 ………………………… 55

08 甜食之功 天下无敌 ……………………………… 57

09 胡萝卜素是提高免疫力的“太医” …………… 59

第二节 快乐食物——扫除你心头的阴霾 ……………… 61

01 菠菜——为好情绪遮风挡雨 ……………………… 61

02 燕麦——让精神不再失落 ………………………… 62

03 粗粮——进贡五脏六腑的使者 …………………… 64

04 花椰菜——外来的和尚会念经 …………………… 64

05 萝卜——来自地下的顺气“卫士” …………… 65

06 南瓜——心灵的“指南针” …………………… 66

07 香蕉——感染你的快乐精灵 ……………………… 66

08 大蒜——坏口气，好心情 ………………………… 67

09 草莓——镇定安神的“还魂丹” ……………… 68

10 樱桃——找回快乐的“红色传奇” …………… 68

11 蔬菜——生吃生愉快 ……………………………… 69

12 橙子——小而不凡，抗压一流 …………………… 70
13 芦笋——抗压减肥两不误 …………………… 71
14 杏仁——“咬”它很发泄 …………………… 72
15 牛奶——好的开始全靠它 …………………… 72
16 蓝莓——忧郁一扫而光 …………………… 73
17 牛肉和金枪鱼——为“肉食者”奉献 ………… 74
第三节 适“时”而“食”——降忧降愁降压力 ………… 75
01 惶恐不安减压方案 …………………… 75
02 夜不能寐减压方案 …………………… 77
03 大动肝火减压方案 …………………… 78
04 疲惫不堪减压方案 …………………… 79
05 心神不定减压方案 …………………… 82
06 熬更守夜减压方案 …………………… 83
07 加班加点减压方案 …………………… 86
08 迎难而上减压方案 …………………… 87
09 上班族减压方案 …………………… 89
10 痛心疾首减压方案 …………………… 90
11 忧形于色减压方案 …………………… 92
12 伤心欲绝减压方案 …………………… 94
13 性欲低下减压方案 …………………… 95
第四节 适“食”而吃——美容养颜好心情 ………… 97
01 让秀发飘起来的良方 …………………… 97

02 巧食告别头屑烦恼 …………………………………… 99
03 自然食品呈现完美肌肤 ………………………… 100
04 雀斑、黑斑祛除不再愁 ………………………… 102
05 五种食物让你看不见黑眼圈 ………………… 104
06 祛痘应该这样食 ………………………………… 107
07 去除鱼尾纹的食疗法 …………………………… 109

第三章 四惯五简——跟压力说“再见”

第一节 沮丧时小心陷入贪吃的沼泽 ……………… 112
第二节 快乐进餐，胜过吃药 ……………………… 113
第三节 科学有规律，压力无影踪 ………………… 114
第四节 饭后一杯茶，降压又解压 ………………… 116
第五节 “食全食美”消烦减压食谱 ……………… 117
01 简易小吃 ……………………………………… 117
02 简易凉菜 ……………………………………… 122
03 简易炒菜 ……………………………………… 126
04 简易汤 ………………………………………… 137
05 简易粥 ………………………………………… 148

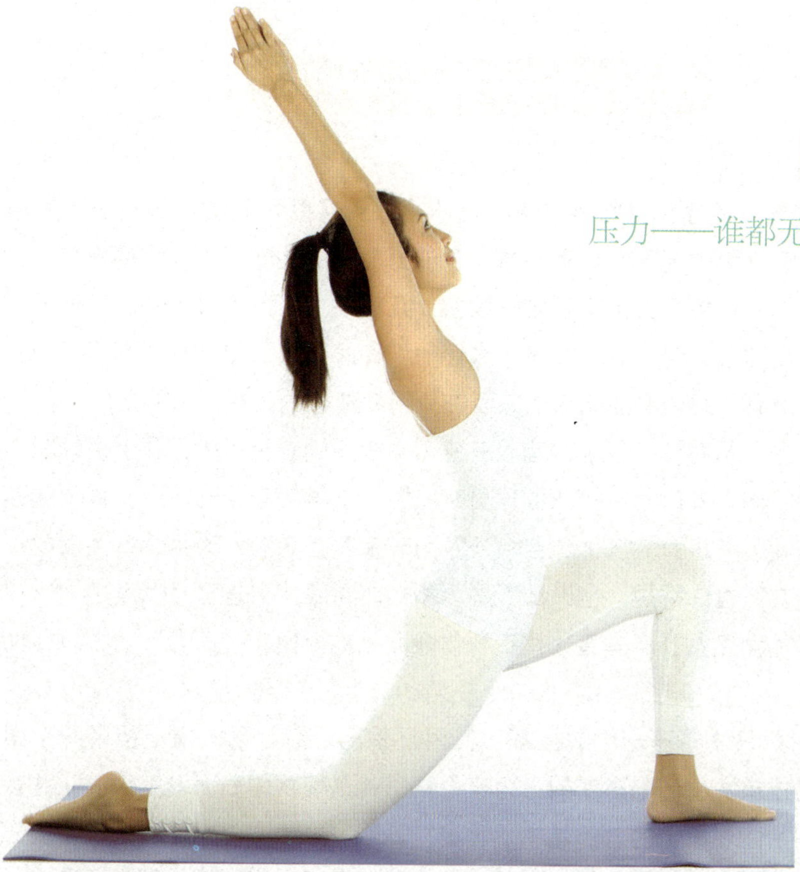

第一章

压力——谁都无法承受的痛

随着我们生活、工作压力的日趋加重，人们心理承受的东西也会越来越多，而人与人之间的沟通却变得越来越少，大家为了自保，变得沉默寡言、墨守成规，使自身的压力得不到应有的释放。因此，各种职业病、心理病相继产生，给现代医学以新的挑战。压力不管是对你、我、他，不管是对男人、女人，都有着不同程度的影响，它像一个隐形的杀手，正在摧毁我们的生活和健康。

第一节 压力概述

01 身边无形的魔爪——压力

一个在钢丝上摇摇晃晃行走的人，一不小心就会跌落万丈深渊；一个累得气喘吁吁背负三座大山的人，稍有不慎就会成为大山的垫脚石；一个蹲着马步，长着三头六臂的人，每个头上都顶着一摞碗，几只手上分别拿着盘子、杯子等物品，只要一不留神就会碎片满地。是什么让他们如此紧张，如此心神不宁呢？其实在这些人身上有一种内在的无形的东西在束缚着他们的发挥，这就是压力。

压力存在于各行各业，政府的官员有压力，公司的老板有压力，上班的职工有压力，拍戏的演员有压力，打球的球员有压力，上学的学生有压力，甚至就连写这篇文章的我也有压力。压力源自何处？为升官？为名利？为生存？为发财？为吃饭？为穿衣？也许都是，也许都不是。那么，到底什么是压力呢？

从物理学的角度解释，垂直作用在物体表面上的力叫作“压力”。力可以使物体产生形变。

例如，用两只手挤压一个易拉罐，当两只手离开后，易拉罐上留下一个凹坑，这种使易拉罐发生凹陷形变的力为压力，也就是使物体表面发生形变，并且是垂直作用在物体表面上的力。其中“垂直”表明压力的方向，“作用在物体表面上”，则意味着表面上每个部位都是压力的积压目标，而“使物体表面发生形变”是压力作用后产生的效果。

又如钉钉子，其方向可以与木板垂直，可与墙壁垂直，也可与水平物体垂直，无论这个面如何放置，压力的方向总是要与接触面相垂直的。这不仅是压力与其他力的一个根本区别，也是与我们日常所说的“压力”的一个本质区别。

我们常常感受到生活中的压力，又如何解释呢?人生在世，我们会遇到形形色色的事情，可谓千奇百怪。是谁在睡眼惺忪的清晨淹没在匆匆的人潮中？是谁在雷雨交加的深夜奔波在回家的路上？是谁满怀着无比的歉意为爱人或孩子点燃生日蜡烛？是谁在奋力拼搏的“商海”几乎忘记了家中年迈的父母？当很多的事情从四面八方聚集到一起时，自然而然形成一股合力，也许这就是人们常说的“压力”。

可见，压力的形成绝非偶然，而是有来自多方面的原因。有人把压力当成魔鬼，认为压力可以使人抓狂；有人把压力看成是命运的终结；有的人甚至无法承受重压而自暴自弃，甚至弃家人于不顾而结束了自己的生命。

其实压力不是一种想象出来的疾病而是身体“战备状态”的反应，换句话说，是当我们感觉到某种事态，或者某种局势，或者某件不起眼的小事具有潜在的威胁的时候做出的反应。当这种反应发生的时候，大脑会分泌出激素，如肾上腺素等，而且当肾上腺素通过血管流淌到身体的各个部分（心脏、肺、肌肉）的时候，一种特殊的生理反应——压力就产生了。

北京某企业咨询服务中心对1 500名高级管理人员所做的健康调查显示，近65%的高级管理人员感觉自己当前承受的压力较大，其中27%认为自己压力极大。与此呼应的是，北京某调查公司曾对3 000名白领做过一项调查，结果显示，43%的白领们正面临着较大的工作压力，57%的白领正经历着不同程度的心理疲劳。

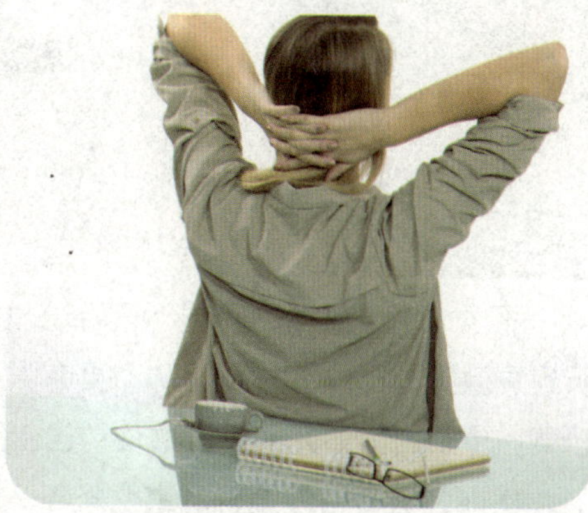

白领们的健康状况令人担忧。职场白领，正面对着来自生存、来自工作、来自竞争以及来自内心不停歇的欲望中巨大的压力。这些压力让他们就像一个靶子，被打中，再也不能休息。

如果一个人在工作中压力过度，自身就会蒙受巨大的损失，例如健康、朋友、快乐等都会变得越来越遥不可及。于是，“亚健康”“英年早逝”等一些“名词”也就悄然出现，并一步一步地刺激人们的神经，让人们不禁有一点无奈，还有一点辛酸。

有这样一条报道：某年9月20日，某公司突然宣布了一则令人意外的消息，该公司一位年仅38岁的代理首席执行官（CEO）于9月18日去世，据多方证实这位年轻的代理CEO是因为过度劳累、压力过大患上癌症去世的，而在去世的前两天，他还在通过电子邮件和公司的员工进行工作上的交涉。

无独有偶，演艺圈中正值壮年的高秀敏和傅彪也都因为承受过度的压力而去世，使人们对青壮年过早地离开人世有了极大的重视，同时也给工作压力过大的商务人士敲响了警钟。由此可见，过度、持续的压力会导致员工严重的身心疾病。

曾经，在报纸上看到一条“巴士阿叔”的报道，主要讲述了两位香港乘客在巴士上的一场遭遇。在公交巴士上，这位“巴士阿叔”与一年轻人发生争执，在短短几分钟内，“巴士阿叔”对一位不小心撞到他的肩膀的青年进行了妄言、痛斥、教训、奚落、辱骂、诅咒和威胁。然而年轻人并未对此进行反击，而是决定忍耐他的胡闹，但“巴士阿叔”的胡搅蛮缠越发不可收拾。事后，这位“巴士阿叔”不仅成为香港人的“新偶像”，而且他的那句“你有压力，我有压力”，被广为流传，甚至被印在衣服上，可见“压力”一词引起了多少人的共鸣。

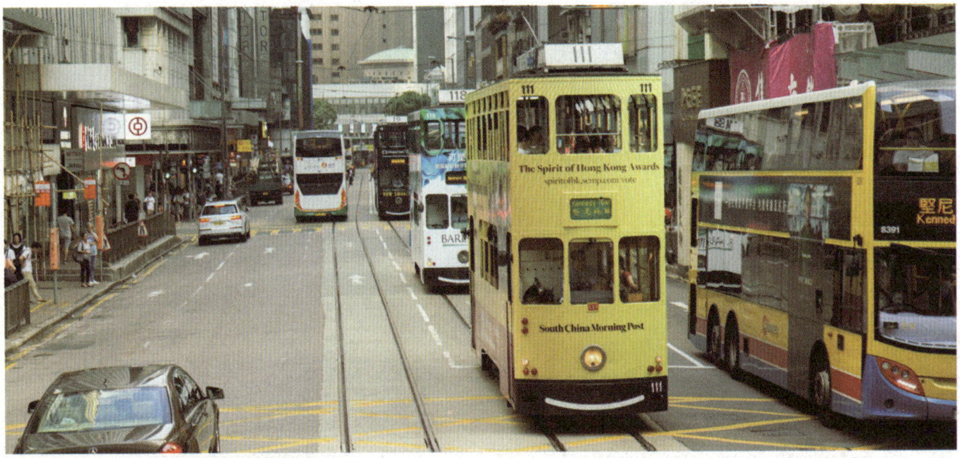

不少人对于类似的吵骂不只听过一两次。比如在每天早上的菜市场，一定能听到更激烈、更搞笑、更无聊、更夸张、更戏剧化、更长时间、更不知所以然的吵骂。也正因为如此熟悉，这位“巴士阿叔”才引发了大众的高度认同。

然而，显得格外没有“道德修养”的“巴士阿叔”也确实说了几句对现代都市生活极具价值的话：“你有压力，我有压力！”但心有戚戚焉的网民一句“没解决！”总结出了每个人未解决的难题。

我们都面临着工作和家庭的压力（教育费越来越高；看病吃药负担太重；毕业了，找不到工作；油费那么贵，还是走路算了；买房还是租房；想到ATM机［自动柜员机］查一下还剩几个钱，谁知一扣全空了），而处理压力是成年人必须承担的部分，是为了不让压力反过来控制我们，但每个人都有感到败下阵来的时候。其实，每个人内心深藏着那个激烈的“巴士阿叔”，都在等待不当的时刻被拍一下肩膀，然后突然爆发。

这个世界上承受压力的人已越来越多，而亚洲却位居首位。相关资料显示，有27%的亚洲人承认不快乐，有50%的亚洲人说自己根本活得很惨，可以说如今的亚洲，似乎变成了“压洲”。

每个亚洲人都向往香榭丽舍大街的露天咖啡座、托斯卡纳的艳丽阳光，每个亚洲人都期望生活可以慢下来，但亚洲慢不下来，亚洲还嫌自己的速度不够快。西方资本向亚洲转移，同时也转移了压力。

大家面对压力似乎束手无策，但仅凭所谓的释放真的可以解决问题吗？我们所能做的，就是减少压力，至少不扩大压力，同时避免新的压力产生。建议大家不妨多留意一下自己身边的食物，或许这些食物可让自己放松一些。

02 潜在魔鬼的化身——心理精神压力

在日常生活中，由一部分已经过去或即将到来的事件而引起的压力，称为心理压力。心理压力经常给人铺天盖地的感觉，让人无处遁形。

如丢失了某件东西、几天前的争吵、未作完的功课、必须面临的考试、即将公布的结果，等等。虽然我们对于这些压力的来源应该很清楚，也比较容易解决，但这些心理压力可由一些客观标准来衡量其大小，而且归根结底，它们对人依然存在着显而易见的个体差异。

同样一种情况，在某些人眼里，简直是小事一桩、不足挂齿，而在另一些人看来，却变成了可以要命的大事。是临大若小，还是临小若大，与一个人的心理大有关系。那些对自己要求过高、过严、过多的人，就容易把芝麻大的小事看成天一般的大事，不言而喻，小压力也就成了大压力。

通常情况下，心理压力多半是由具有负面影响的事件构成。但是，具有正面作用的事件，一样可以适得其反，演变为巨大的心理压力。举个简单的例子，例如提拔员工是一件好事。但提拔之后，员工的责任和工作量都可能增大，而且对于部分被提拔后的员工来说，虽然心理压力的增加可能与责任和工作量的改变并不成正比，但他们很可能较快地就被心理压力压得寝食难安了。

具有正面作用的事情即好事之所以会形成心理压力，是因为人们内心的“天平”没有得到平衡。其实，每个人都有一个存在差异的现实自我和理想自我，现实的自我一般会比理想的自我要差一些。当发生在自己身上的所谓“好事”只是好到与理想自我非常接近时，承受起来是没有心理压力的。但是，如果“好事”过了头，自己想都没想过，犹如天上掉馅饼般超出了理想的自我，心理压力也就随之而来了。最大的心理压力在于不自信，也就是不相信自己具有这么高的能力，居然能碰上如此好事，简直不可思议。

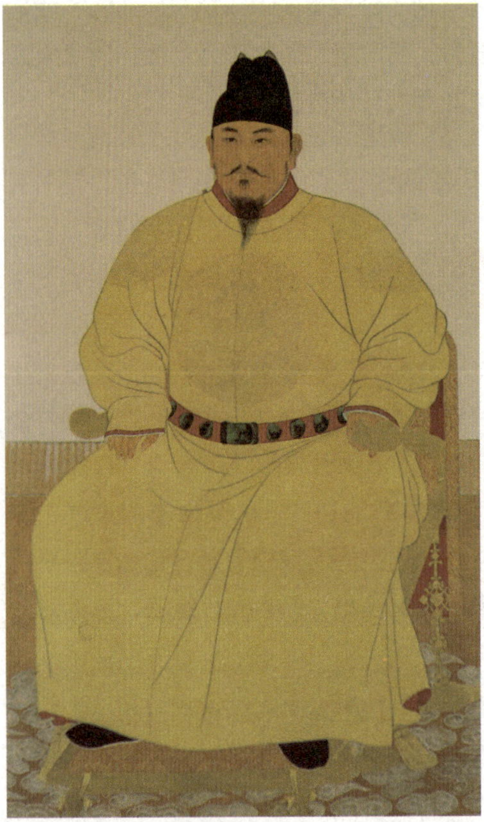

明朝开国皇帝朱元璋曾是一个饱尝世间冷暖人情的要饭和尚，后投效郭子兴领导的红巾军部下，很快成为一名得力的战将。在郭子兴去世之后，朱元璋成了这支队伍的领导人，他发挥了善于挖掘人才的优势，聚集了李善长、宋濂、刘基（伯温）、朱升等一批高级谋士。在这些人的出谋划策之下，朱元璋不但推翻了元朝的统治，而且也打败了其他的竞争对手，最终建立了大明王朝。但可悲的是，朱元璋当了皇帝之后，就不太相信自己这个要饭的和尚能有如此好运，他开始担心文臣们会鄙薄他出身贫贱，武将们会篡夺他的皇位。

久而久之，朱元璋出现了巨大的心理压力表现，如严重缺乏自信、疑神疑鬼、极度敏感、易生妄想等。以至于有一次在花园里忘乎所以，对马皇后说自己怎么就当了皇帝，大有觉得自己根本配不上的意思，事后为此后悔。为了缓解自己的焦虑，朱元璋以整肃朝廷命官及屠杀官民为乐，被发往边远地方充军的人不计其数，自1368年至1376年，仅谪屯凤阳的官员就有一万多人。朱元璋还使用了一系列惨无人道的刑法（如凌迟、刷洗、抽肠、剥皮、黥刺、阉割、挑膝盖、锡蛇游等）以及廷杖的惩处手段，上自朝廷高官，下至黎民百姓，没有人能维持人性尊严，很多人竟“立毙杖下”，即使没有杖毙者也落得一身残疾，并且被发往凤阳或其他边州远郡充军。可以说，朱元璋残暴的程度超过了历代君王。

朱元璋之所以成为中国历史上最暴虐的皇帝之一，原因就在于他不相信自己，心理压力过大，并且把这种不信任投射到他人身上，认为别人也不相信自己，于是杀戮就成了对抗来自想象中的、不被信任的心理压力的工具。换句话说，巨大的心理压力简直就是魔鬼的化身，给人们带来的是心灵和躯体的双重伤害。

研究压力问题的著名科学带头人莱尔·米勒博士和阿尔马·戴尔·史密斯博士将人们的心理压力分成了三大类。

第一，急性心理压力。主要是由刚发生或近期的事件引发，虽然持续时间比较短，但这种心理压力的表现会十分显著。如果这种压力源不断加大，得不到有效的控制，就会导致头疼、背部疼痛、胃疼和其他紧张反应，从而带来一些消极影响。

第二，间歇性心理压力。这种心理压力是由经常出现的压力源引发。间歇性心理压力相对急性心理压力所带来的后果要严重得多，被这种心理压力折磨的人，不但会受到过分的束缚，缺乏能力，没有时间完成每件事，发现自己与合作者矛盾重重等，而且急脾气的人变得更爱生气，偶尔紧张时的头痛变成经常性的偏头疼，心悸导致胸部疼痛，严重的焦虑变成了惯常的生活状态。

第三，慢性心理压力。这种心理压力是由于短时间之内急性心理压力没有消失或长期得不到缓解而引发的，但不同的是慢性心理压力没有急性心理压力那种激动和兴奋。而实际上，长期、慢性的心理压力会使人们逐渐习惯于一种承受压力的生活，并把它当成是自己的一种生活方式；这些人不但看不清人生的方向，找不到任何出路，而且无法摆脱贫困的生活、工作中的不和谐、恶劣的环境等，

甚至对身体造成严重的不适。

可能有很多人会问：难道就没有不存在心理压力的情形吗？我可以很明确地告诉你，如果有的话，那一定比有巨大心理压力的情景更可怕。换句话说就是，假如没有压力就会变成一种空虚，而空虚本身就是一种压力。无数的文学艺术作品描述过这种空虚感，那是一种比死亡更没有生气的状况，一种活着却感觉不到自己在活着的巨大悲哀。所以说，完全没有心理压力的人是找不到的，绝对没有心理压力的情况也是不存在的，每个人或多或少，或大或小都存在着一定的心理压力。

03 谁都无法获得的“免疫”——压力反应

在面对压力或应激事件时所表现出来的反应方式因人而异。当压力降临的时候，有的人会愈来愈集中注意力并变得孤独、沉默。有的人则愈来愈不知所措并变得情绪化。有的人借解决问题来让自己感觉舒服，而有的人则借交流来使自己感觉轻松。

有一天，开车送朋友去某地开一个重要的会议，按计划，我们的时间是非常充足的，并且可以提前十多分钟到达。不料，路上突然塞车，车流排成了长龙，朋友平时是一个很冷静的人，这时一脸焦虑，非常慌张，马上要求我绕道而行，其实换一条路也只是一种安慰，不但路程更远，还得改道找入口。我天天都走这条路知道这个路段经常会塞车，但不会塞太久的。我当时非常惊奇和好笑，对他说不要着急，这是每天都会发生的，几分钟就通了，结果依旧提前十多分钟到达会场。

这件事本身平淡无奇，很多人可能会认为根本不值得一提，但让我感兴趣的是：我和朋友的反应为何会截然相反呢？它揭示了人在压力下的不同反应，即当遇到一个压力源时，通常全身都会作出反应。生理上的反应表现在肌肉、胃肠系统、心血管系统以及皮肤上，但起主导作用的还是大脑的反应。这些反应虽然干扰了你正常的身体平衡，但是它们的目的是帮助你有效地对付那些压力源。

假如在一个寒冷且刮着大风的冬天的深夜，你一个人在熟睡中突然被一种声音所惊醒，只是你认为，而且也不肯定是否真的听到了什么声音，你会有什么感觉？你一动不动地躺在床上，在高度紧张的情况下，聚精会神地听着，听力变得更敏锐，心脏扑通扑通地跳得厉害，瞳孔放大，以增加你的视觉能力，不敢发出半点声响，以便确认这究竟是不是在做梦。在经过揪心磨人的十几分钟后，又一次听到了声音，这次你肯定在房门外面有脚步声！此时压力反应便随着你的思想进程而萌芽，随之引起身体的一连串反应。在这种情况下，如果你没有醒来，便不会经历任何压力。

所有这一切是人类在进化过程中遗留的东西，是一个独特的综合性非物理过程，它们使你的身体作出“迎战还是躲藏”的反应，这一反应的强度如何以及它会持续多久完全取决于你对发生情况时的紧张程度。这一过程发生的速度很快，可在几秒中内完成，并且处于无意识状态，它是你的身体对可能受到的伤害所作的正常的自我保护反应。

因此，回过头来想想朋友的反应也并不无道理，因为他不会开车，不熟悉这条路，又是一位积极“分子”，对出现的事情不能有理智的预期，而且迟到的压力——恐惧感占据了他的脑海，所以立刻作出了改道逃避的选择。而我由于天天走这条路，知道这种情况经常会出现，另外，是他去办事而不是我，不用承担后果。所以我当时不但比较冷静，甚至对朋友的过激反应感觉可笑。

人是动物，刺激反应模式应该是差不多的，如果反映到做生意上，有可能导致失败。比如你有一个自己不熟悉的合作伙伴，其表现不如预期，后来损失惨重，你的反应一定会像我那朋友那样，恐慌占据了你的脑海，忘记了当初招揽合作伙伴时的初衷，各奔东西或法庭相见在所难免。因此，在重大压力之下往往会

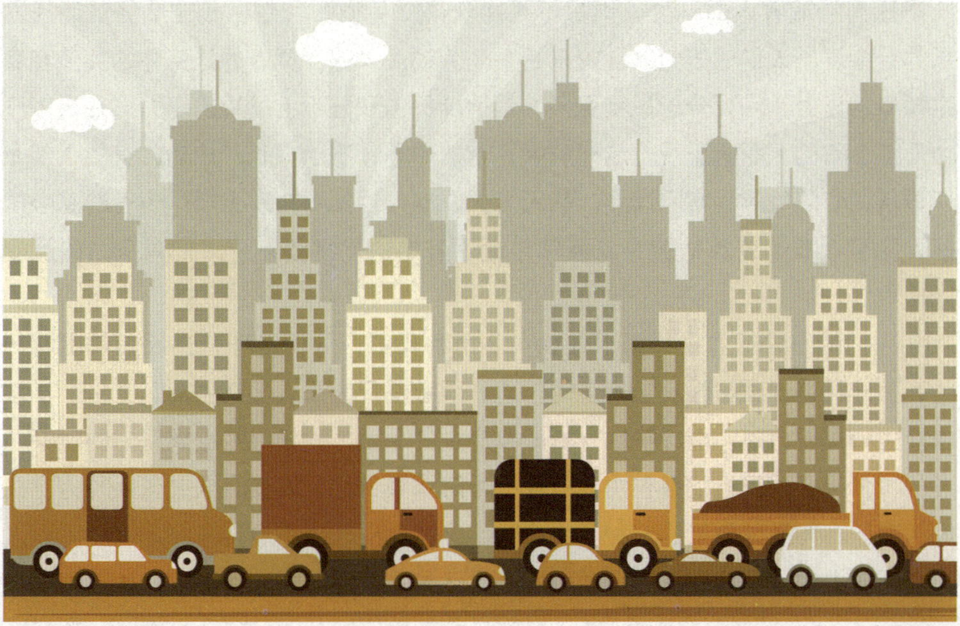

作出没有理性的举措。

其实，那次塞车，也有可能真因此而误了事情。但出于多年经验，我知道这种概率几乎为零，所以我选择了等待。但对朋友而言，对于突如其来的情况，他没有概率的意识，脑海里只有迟到的概念。改走另一条路一定会成功吗？他也不知道，只是这种反应——改道的选择暂时解决了他当时的心理压力。当然，这种压力是沉重的，而且对这种刺激下产生的压力反应很有研究讨论的意义。

男人一般在感觉有压力时，通常不会说出困扰的缘由，而是反应出孤立、冷漠、少言、迟钝等，如果一时之间寻找不到解决或摆脱压力的方法，往往会拼命地做些事来达到忘记压力的目的。当压力加大到一定程度的时候，他们会做一些对自己极具挑战性的事情，如登山、探险等，以此来减轻和舒解他们的紧张情绪。这时，男人无法关心和爱护女人是因为他们的身心已被压力所占据。

然而男人解决压力的方法通常是女人不会体会和了解的，但女人应该明白，过分地期待一个男人始终如一保持爱的感觉是不可能的。如果一个男人开始沉默并忽略妻子，那么女人就会马上觉得缺乏安全感，这时女人通常会把这种情况当成个人问题来看待，期待男人能像她们一样，坦白地谈论他们所遇到的问题，当男人不肯与她们进行交流时，女人就心生怨恨。虽然让女人了解那是男人处理压力的方式，对她很有帮助，但仍无法帮助她减轻痛苦。因此，女人面临的最大挑战是当男人面对压力作出沉默和独处的反应时，如何支持他。

压力伴随着人的一生，谁都不可能获得“免疫”，在当代这个经济迅速发展的社会里，人们的压力只会越来越重。劳动工人感受更多的是身体的疲劳和养家糊口的压力，知识分子感受更多的是精神打击和赶不上发展的压力。在众多压力面前，有的人积极乐观，越战越强，越挫越勇，不断成长、成功；有的人却无所适从，心浮气躁，牢骚满腹，怨天尤人，在惶惶然中一事无成；也有的身心俱疲，积劳成疾，或重病缠身或英年早逝。其中的差别就在于人们对压力的反应如何。

人们的心理压力在行为上往往产生两种反应，一种是理智性反应作出的行为，另一种是非理智性反应带来的行为。理智性反应是人们在生活、工作、学习中产生心理压力时，能冷静地分析压力产生的原因，积极寻找缓解压力的对策，进一步分析实现目标的各种主观条件，适时调整目标，改变方法或变换行为方式等，变压力为激励力量的一种反应形式。这种反应一般不会带来心理问题。而人们心理压力的非理智性反应则会引发意想不到的表现形式及后果。

那么人们面对压力到底有哪些不理智的反应呢?

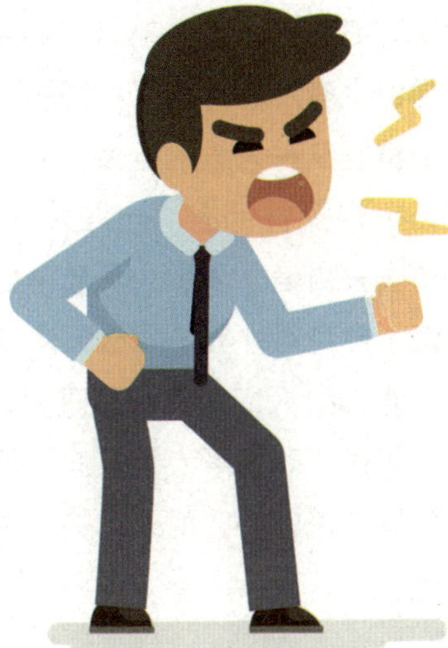

第一，并发性反应。有的人遇到心理压力后，会产生气愤和不满的情绪，然后对构成其压力的对象或目标发动攻击。攻击行为有两种：一种是直接攻击，就是把攻击矛头指向引发其压力的人或物；一种是转向攻击，就是把攻击矛头指向非直接引发其压力的人或物。比如，有的人受到不公正的待遇后往往拿孩子出气，或者向其他家人出气。这样容易产生偏激的心理，旧的问题没有解决，又引发新的矛盾，进一步加重心理压力，带来一系列心理问题。

第二，报复性反应。有的人不能有效化解各种压力，往往表现出一种与年龄、身份不相称的反常的幼稚行为，似乎又回到了幼儿时期一样，以简单、幼稚的方式（如大发脾气、又哭又闹等）来对待无可名状的压力。有一名部门经理，连续两年的提拔机遇都擦肩而过，眼睁睁看着比自己年轻的同事一个又一个“骑在自己的头上”，加上个别素质不高的同事在旁边冷嘲热讽，这名部门经理感受到了前所未有的压力，感觉领导有意为难，于是冲到领导办公室，以死相逼，上演了一场极其可笑的闹剧。其实这是缺乏明辨是非能力的神经质的表现，以为这样能够获得别人的同情和照顾。显然，这类人的理智程度和自控能力已到了危险的边缘。

第三，孤僻性反应。有的人碰到压力后，并不积极地力图改变现状，而是表现出漠不关心或无动于衷，但冷漠并非没有心理上的愤怒和不满，不过是将这种情绪暂时压抑下去。这种人尽管表面上表现无动于衷，一副“事不关己”的样子，甚至呆若木鸡，失去了喜怒哀乐的表情，但内心却异常痛苦。这种情况多数是由于长期压力的积累却没有能力和信心加以排解，经受长期的内心冲突和痛苦后造成的，如果说前面两种的反应多多少少算是一种发泄的方式，那么冷漠反应则是强行压抑自己，由此而引发的心理问题将更为严重和可怕。

第四，盲目性反应。有的人已明显感受到了压力，却采取以不变应万变的消极反应形式，使其原有的行为凝固化。例如，在经济全面发展的今天，一些老员工做法陈旧，已不适应新时代的要求，领导与同行也三番五次提醒，自己通过听课、评课也有所感，但仍然固执己见，不思改变。这类人往往因为采取刻板的方式盲目重复某种无效的行为，而阻碍了理智的反应。

第五，自灭性反应。一些人一遇到压力或阻力就主动放弃了原有追求的目标，变得失去自信，表现为意志消沉，不思进取，陷入万念俱灰的泥潭中不能自拔，降低了自身对外界的积极反应能力，从而导致自卑心理的产生。

综上可知，人们处在种种压力之下，不但会产生苦恼、焦虑、极端不安、过度疲劳、气愤、悲伤等心理反应，而且如果长期感受到过度的压力，还会给人们的心理健康带来威胁，对人们的身体健康产生极为不利的影响，最终将导致各种疾病产生。

第二节　压力导致怪病频现

01 为何如此花容憔悴

很多年轻美丽、貌美如花的女性在参加工作之初个个朝气蓬勃、精神焕发，但几年的职场打拼下来，不但感到心力不足、精力不够。而且大多数人每天朝九晚五地工作，根本没有充足的休息时间，使很多女性更加疲惫不堪，犹如雪上加霜，甚至有的女性花容憔悴。为什么会这样呢?

在工作问题上，不但工作会带来巨大的压力，而且随着时代的快速发展，企业或公司都会首先选择具有实际工作能力的优秀人才，然而在男性与女性都同时具备同样条件的情况下，无论是在工作、升职，还是在加薪等方面，许多单位更多考虑男性员工的利益，这常使女性在工作中处于不利的地位，甚至感到受到性别歧视。因此，市场对人才的竞争无形中又为女性增添了一层沉重的压力。

在心理问题上，由于男性在体力方面相对于女性比较强，致使许多女性在心理方面出现情绪易波动、较脆弱、依赖性和从众性强的特点，这也常使女性在工作中感到压力加大。

在人际关系问题上，人际关系的压力也常常使这些女性感到喘不过气来。这些女性不但在工作中要与男同事处理好员工之间的关系，而且还要面临与上级领导以及下属之间复杂的人际关系，以至于不少女性都会感到工作本身所带来的压力其实还不及人际矛盾的压力。

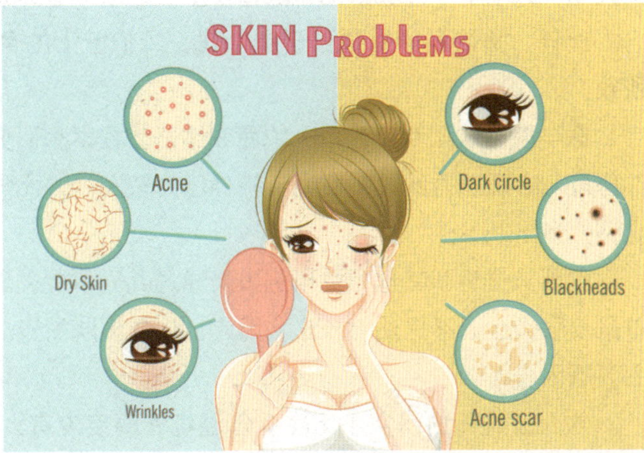

在情感问题上，情感更是为女性带来沉重压力。在当今这个经济迅速发展的时代，谈恋爱、找对象对于女性而言，除了样貌和人品要合格外，一般更注重对方的学历、经济收入以及知识水平方面都要高于自己，还要面对来自家庭、同事、朋友的意见和社会舆论诸方面的影响，这些也使她们感到为难。

在生活问题上，结婚以后，其实女性要比男性担负更多的家务和家庭责任，如洗衣、做饭、怀孕、生育、养育子女、孝敬公婆等。

常言道：一副担子好挑。如果多重压力积蓄成山一起压下来，可严重影响女性的身心健康和生活质量，使女性们花容凋零、心力憔悴。

02 几多忧愁，几多“痘”

近几年，在一些报纸和电视媒体上都可以看到这样的报道，长青春痘的患者越来越多，而且年龄也不仅仅局限在青少年中，不少年龄大的女性也开始频频长青春痘。

有一位45岁的刘女士来到一家美容整形科就诊。医生经一番详细的询问了解后得知，这两年刘女士因工作忙，作息时间无规律，最近下颚长了青春痘，抹什么药品都不管用。

从中医角度来分析，其实面部皮肤是反映脏腑情况好坏的一面镜子，比如，肝胆湿热时面颊两侧长痘，心火旺盛时额头长痘，脾胃蕴热时唇上以及鼻子周围都会长痘。而通常情况下，当作息时间无规律、生活及工作压力大时，女性内分泌失调、激素水平出现紊乱，是青春痘在下颌肆虐的重要原因。

此外，美国科学家通过研究发现，人们脸上的青春痘可能是精神压力过大所致。

医学院皮肤学专家吉尔·约西波维奇教授率领研究小组，通过研究青少年面部痤疮与心理压力的关系发现，精神压力较大的人比同龄人痤疮增加并且恶化的比例要多出25%。

约西波维奇和其他相关研究人员通过共同研究发现，导致痤疮恶化的罪魁祸首是皮肤炎症而不是油脂分泌。因此，造成皮肤发炎的细菌也许就是形成痤疮的主要原因。

约西波维奇的研究小组在全年温度和湿度没有太大变化的新加坡征集了94名平均年龄14.9岁、即将参加大学入学资格考试的学生，对他们进行跟踪测试。由于新加坡的气候相对比较稳定，因此可以排除温度和湿度对皮脂分泌的影响。

约西波维奇的研究小组在年中考试前和放暑假期间，让这些学生分别接受了一份测试压力的调查问卷，研究人员对这些学生在这两个时期面部痤疮的情况分别进行了记录。结果发现，考试期间学生确实会有发疹状况。

研究结果还显示，在接受测试的学生中，如果在增大其所承受的压力的情况下，未涉及皮肤炎症的黑头粉刺和粟粒疹等丘疹数量不会增加，而相对于炎症性的脓疮和粉刺的数量就会明显增多。而且研究人员通过把测试对象心理压力大和压力较小时的两种状况进行比较发现，这些研究对象面部皮脂的分泌并没有太大变化，于是得出结论，皮肤发炎比皮脂过量更能造成痤疮恶化。

约西波维奇教授最后认为，压力过大不仅可导致炎症性的脓疮和粉刺的数量增加造成痤疮恶化，而且还可以导致其他类型皮肤疾病，比如湿疹、银屑癣和慢性皮肤瘙痒症等。

03 口腔溃疡——压力的“翻译官”

近来天气干燥，人容易上火，可以发现去医院治疗口腔溃疡的病人也在不断增多。并且从某医院口腔黏膜科了解到，该科最近平均每天接到十多例口腔溃疡患者。

口腔溃疡是口腔黏膜最容易感染的疾病，通常又称之为“口疮”，其中复发性口腔溃疡最常见，其发病率在口腔疾病中仅次于龋齿和牙周病，居第三位。它很容易影响人的进食心情和工作情绪。

以往人们认为口腔溃疡是由于人体缺乏维生素、铁质和叶酸等造成，但在当前饮食极大丰富的生活状态下，这些已经不再是主要原因。

心理医生发现，如今口腔溃疡的出现不仅与心情烦躁、紧张、焦虑等有很大关系。而且压力过大是导致口腔溃疡的又一直接原因，心理压力长期过大会对免疫功能造成严重的影响，使自体免疫紊乱，从而出现溃疡。

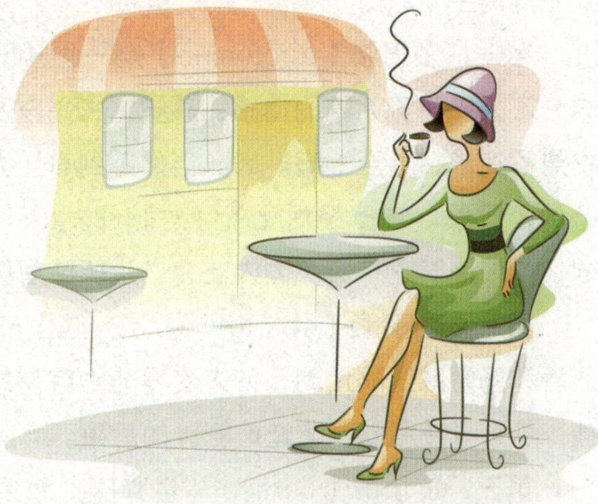

口腔溃疡就犹如压力的“翻译官”，只要有一点“动静”就会马上作出反应。初发时，其前期症状主要表现为有自觉的轻微刺痛和烧灼感等，随后会渐渐出现一个小丘疹，紧接着口腔上皮细胞开始产生腐蚀，进而产生溃疡。溃疡周围有红晕，并伴有疼痛感，尤其是吃一些辣、酸、咸的食物时会感觉更加疼痛，可别小看这不起眼的口腔小疾，如果其反复发作也会让人痛苦难耐。一些患者的口腔溃疡变成复发性时可由良性转变为恶性，进而发生病变或癌变。

一旦出现了口腔溃疡，除了可用局部类固醇口内膏涂抹来预防口腔溃疡外，最好多吃一些蔬菜、水果等食物，把自己的生活节奏稍微放慢，减轻紧张、焦虑的情绪，降低自己的压力。

04 妙曼身材的冷血杀手

过度压力是妙曼身材的杀手之一，有关医学研究发现，来自工作的这种长期压力与心脏病和代谢综合征均有密切的联系。英国伦敦大学医学院的埃里克·布伦纳及其同事经过对上班族的研究发现，上班族的工作压力越大，他们变得肥胖的可能性也越大。

研究人员共对6 700名男性和3 800名女性进行了长达15年的跟踪调查，被调查者在调查开始时的年龄在30岁至45岁之间。

调查过程中，这些人会定期提交有关工作压力大小的调查问卷。结果发现，那些至少在两次问卷中表示自己工作压力大的人，比从未感觉工作有压力者的肥胖可能性要大70%。

上述调查结果为研究人员提供了强有力的证据，证明工作过程中的高强度心理负荷是导致肥胖的重要因素。而且研究发现人体内的3种内分泌因素是压力导致肥胖的主要原因。

第一，多巴胺（dopamine）是一种帮助细胞传送脉冲的化学物质。这种脑内分泌主要负责大脑的情感、感觉，将兴奋及开心的信息传递，可使人对一些事物热烈追求，甚至上瘾。因此当你感到有压力时，脑内会分泌支配亢奋与欢愉情感的多巴胺，它一经活化就会对脑部发出“吃东西”的信息，进而开始促进食欲，如果这时吃东西，体内便会产生能纾解压力放松心情的血清素。

第二，血清素（serotonin）是大脑里产生的一种神经递质，它会影响心脑血管和肠胃系统的活动，使人变得非常容易感到饥饿，并且人体内部吸收能力极强，从而导致脂肪剧增造成肥胖的后果。

第三，皮质醇（cortisol）也称压力激素，又可称为“可的松”或“氢化可的松”。人们都有一定的压力，当压力开始增大时，副肾上腺皮质激素也开始分泌皮质醇，而皮质醇有抑制血清素的作用，也就是说，面临压力时血清素的分泌会降低，情绪也会变得极不稳定。如果压力长期过大或持续身陷压力中，不但血清素的作用会减弱、多巴胺机能紊乱，而且皮质醇的负面效应——新陈代谢的变动（血糖升高、食欲增加等）也开始显现，最后即使吃东西也无法安抚心中的烦躁、焦虑等，进而导致通过暴饮暴食的方式获得满足，造成发胖的严重后果。

05 哭不出来的伤痛——抑郁

王红在北京一家商务公司做电话营销，最近，她就感到极度郁闷。王红已经连续5天没有销售业绩，而且多次遭到客户退货。她的月工资是2000元底薪加提成，没有业绩不仅奖金拿不到，工资也要打折的。为提高业绩，公司实行分组，各组之间竞争激烈，一个人的业绩会影响到整个小组的业绩。“谁也不想拖小组后腿，让组里的其他人也拿不到奖金。我真想大哭一场，把心中的郁闷宣泄出来。”王红曾说。

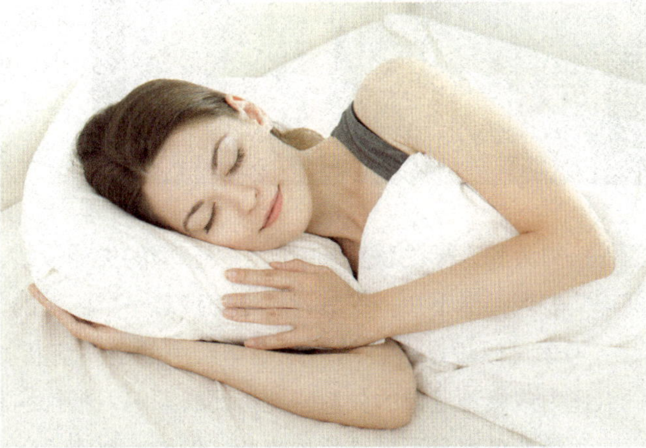

其实，抑郁对上班族的危害不是王红的一次哭个痛快就能解决问题的。抑郁不只是医学上的一个简单的术语，抑郁主要是用于描述人们不愉快、悲观、失望、沮丧等情绪的一种工具。抑郁对人们的危害也是非常严重的，抑郁可使人工作倦怠，影响工作效率；也可造成人际关系的紧张，造成企业团队整合不良；甚至可降低患者自身免疫力。有关研究资料表明，抑郁是现在的“亚健康”人群比例不断增加的一个重要原因。

自2004年以来，在激烈的竞争压力下，有抑郁情绪的人越来越多。我国的统计资料显示：约有40%的人曾出现过如情绪低落、烦躁焦虑、恐慌、行为失常等抑郁现象。

经常听人说工作压力大，做事不顺心，细问之后可以听到这样的心里话：“在单位我不善于人际交往……”其实，这种抑郁的感觉与工作中“不合群”所带来的压力有一定的关系。也就是说，一个人从小是否过过集体生活、是否学到过如何与人沟通是决定其能否融洽在这个工作团体中的关键。如果一个人从小就生活在一个沟通比较少的家庭环境中，而且从小就孤僻、冷漠，甚至从未真正学会与人交往的艺术，那么，这样的人在参加工作之后，往往就会把在家庭中缺乏沟通的状态带到工作中，不仅自己不会与别人主动进行交流，而且总是希望别人主动接近自己，时间长了，同事觉得他“不爱说话”，也就逐渐放弃了与他的交往，这时他就会感到被排挤，感到孤独，心理压力就会增大。

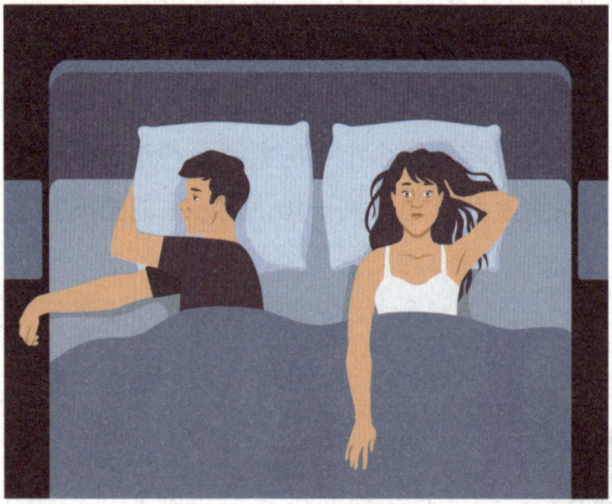

中国科学院心理研究所王教授通过多年的调查研究对上班族患“职场抑郁”原因作出了分析：当前社会生活节奏快，很多人不适应；职场竞争激烈，工作任务重，由此带来工作紧张；老板苛刻，难以沟通；发展空间小，没有前途等许多因素困扰着上班族。另外，职场上的复杂人际关系让上班族疲惫不堪。

然而在其中，职场员工由于工作压力大和人际关系复杂引起苦闷压抑的失调情绪，只是一种普遍性的“职场抑郁”表现，殊不知，在其背后还隐藏着一个巨大的“杀手”——抑郁症。

抑郁可以说是各种精神或躯体疾病的前期症状。如果，一个人由于极小的一点压力或微不足道的失意、挫折而长期陷入抑郁的状态中，或者抑郁表现非常严重，就要考虑是否是疾病的症状。例如，有人说自己没有任何原因感到度日如年，悲观失望，对任何事物都没有兴趣，不知道整天为什么要发愁，遇到高兴的事也没有愉快感。那么，就要想到是否有抑郁症的可能，需要去看医生；或者因为患某种躯体疾病而住院，不久出现明显抑郁症。并且有关调查显示，住院的心脏病患者大约有三分之一有抑郁症。

李先生是一位40岁的业务主管，销售任务很重，竞争激烈。他常因销售的事着急，睡眠很差，经常早醒。最近他经常感到胸闷、心前区不舒服，开始没有太在意，后来，情况更加严重，出现气短、心跳加快、出虚汗等现象，最后到医院经过几次心电图、心脏彩超的检查，心内科医生诊断其为长期患有抑郁症而引发的心脏病患者。

在现代社会压力最大的正是那些像李先生这样的人，在单位是领导，在家里是支柱，既要投身于市场竞争，又要解决家庭琐事，精神压力之大可想而知。

长期处于紧张的压力下，人会出现“神经衰弱”的各种症状。抑郁症正是以情绪低落、持续性疲乏、精力缺乏为主要特征的一组疾病。患者可从心境不佳、心烦意乱、苦恼、忧伤到悲观、绝望。患者常提不起精神，对生活感到没有意思，包括以前喜欢的一些娱乐活动也不愿参加了。抑郁症的另外一个典型症状就是早醒，一般比平日早醒2至3小时，醒来后无法再入睡，或是噩梦多。

抑郁症是人们心理上的一种疾病，如果长期患抑郁症，还可使人产生自杀、自虐的念头，并且很难康复。据统计，我国已有2 500多万抑郁症患者，其中有20%的人有自杀的危险。专家预测，人类的抑郁症发展到2015年将成为仅次于癌症的第二杀手。

06 谁说女子“不如”男

据统计，每十位女性中，就有一位承受着过重的压力。科学家认为，压力会造成大脑某种化学物质发生变化，而这些变化可能对身体的健康带来严重的影响。最近研究发现，男性和女性相对压力的作用机制也存在着很大的区别，工作压力过大、工作时间过长给女性造成的危害远比对男性造成的危害更加严重。

英国科学院生态与进化研究所的一些高级研究员表示，在过度压力下，男性的胃、心脏和神经系统容易受损，但女性受到的伤害要比男性更严重。重压下的女性常大量吸烟、喝咖啡、焦虑、易怒、失眠等状况发生，极易导致严重妇科疾病，甚至造成不孕。

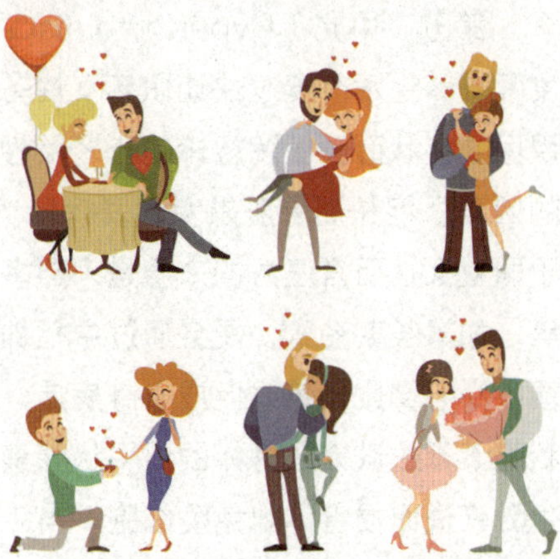

英国科学家首次公布研究结论指出，长期受压的女性可能发生的5种隐患如下。

第一，卵巢癌（Ovarian Cancer）。来自英国科学院癌症中心的科学家表示，他们发现了压力能刺激卵巢癌细胞生长，甚至加速癌细胞扩散速度。由压力所产生的压力激素能与卵巢癌细胞的接收机制接合，继而增加癌细胞的血管新增，让癌细胞加速从病人身体吸收养分增长，并在病人体内扩散。所以，一旦女性长期生活在压力之下就更容易患上卵巢癌。

第二，阴道炎（Vaginitis）。长期受压也可能对人体免疫系统造成严重影响，导致妇女患阴道炎。女性细菌性阴道炎的发病率除了与女性年龄、收入、灌洗阴道频率、性交频率，性伙伴数量，以及使用避孕套有一定关系外，长期、过度的压力是女性患阴道炎又一重要因素。研究人员在每次对女性进行骨盆检查时，通常用知觉压力表计算这些女子前30天的心理压力情况，知觉压力表的范围为1分到5分。结果发现，每增加1分压力，患细菌性阴道炎的风险就多出1.15倍。

第三，不孕症（Infertility）。长期受压可能造成女性不孕。如果女性心理压力过大，女性卵巢的激素就会分泌过少或者不再排卵，月经也开始紊乱甚至闭经。在这种情况下，怀孕的概率就会明显降低。随着时代的迅速发展，来自工作和生活的压力以及生活中可能遭遇的种种烦恼，都会严重影响女性的情绪。建议育龄夫妇在准备怀孕时最好调整好双方的心理状态，最好在生活、经济等方面都比较稳定、心态比较平稳、心情比较好的时候再考虑怀孕。

第四，乳腺癌（Breast Cancer）。长期受压可能导致女性发生乳腺癌。最新研究显示，如果女性具有城市户口、较高的社会地位、从未结婚生育子女、首次生育在30岁以上、月经初潮低于12岁、肥胖以及长期激素治疗等因素，乳腺癌发生的概率可高达80%。其中，社会地位高、压力大，是女性乳腺癌发生的高危因素。

第五，甲亢（Hyperthyroidism）。长期受压可能使女性产生甲亢。工作过度紧张、生活节奏过快让职场女性备感来自事业和家庭的双重压力。据了解，出现甲亢症状而去医院就诊的年轻女性每年都在呈上升趋势。虽然具有先天性遗传的因素，但长期受压是女性发病率为男性的5~10倍的主要原因。这是因为，对于职业女性而言压力的来源是来自多方面的，如角色压力、工作压力、期望压力等。如果长期受压，便会通过中枢神经系统对各内分泌腺造成严重的影响，从而损害身心健康，甚或促成心身病症。因此，压力过大时不仅会改变下丘脑的促甲状腺素释放激素及垂体的促甲状腺素分泌状态，而且会大量分泌甲状腺激素，产生激素进而损害体内免疫细胞。当免疫系统受到抑制一段时间，与抑制作用消失后，会产生过度反弹现象，继而诱发自身免疫系统疾病，也就是说自己体内的免疫细胞和自己体内的器官开始自相残杀。而且压力过大也可引发红斑狼疮、类风湿关节炎等疾病。

此外，长期受压还容易使女性为抑制烦躁的情绪而下意识地将注意力转移至食物上，如果食欲过盛，最终很可能发生神经机能恶化进而演变成神经性厌食，此时，患者可能会出现骨骼变细等症状。还有些女性因长期受压而头痛难耐，便总是喜欢用热毛巾等敷在头或颈部，虽然这种做法的确具有加快血液循环、降低疼痛的功效，但如果热敷者脑部血管存在栓塞，不仅效果将适得其反，而且更容易造成强大不良刺激，甚至可能导致脑出血。

07 类风湿性关节炎也与压力“连”

《黄帝内经》中有这样一句话：心者，五脏六腑之主也。故悲哀愁忧则心动，心动则五脏六腑皆摇。现代的医学研究也明确指出：压力过度所引起的不良情绪反应可导致多种疾病。

可以说自古以来，人们就非常清楚地认识到，人的心理活动在牵扯着躯体内的各种疾病，换句话说就是两者之间存在着密切的关系。通常认为，慢性心理压力，不仅可引起内分泌失调，而且还能抑制机体的免疫系统，从而容易引起各种疾病。

在心理压力和疾病之间，存在着一条明显的纽带。即任何类型的生活变化，如变更婚姻、丧失伴侣、父母去世、升降职位等，都可造成人们对某些器质性疾病呈易感状态。

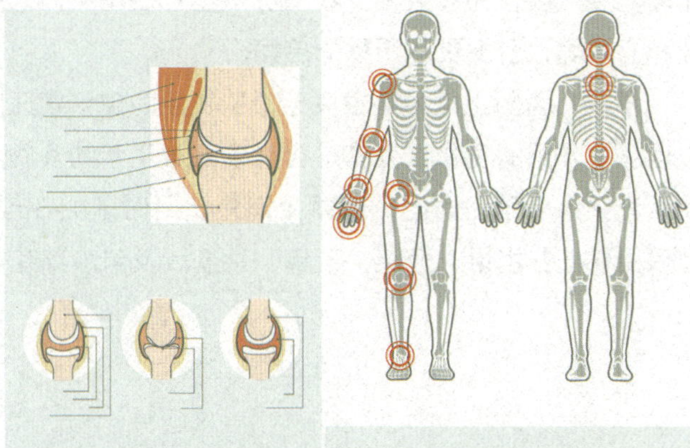

类风湿性关节炎就是由于心理压力过大引发的常见疾病之一，主要侵犯35~45岁的妇女，不过有时也会发生在孩童和老年人身上。它所侵犯的关节面积非常大，几乎超过半数，是同时可发生在以周围

关节（如手指、手腕、脚踝和足趾等小关节）和双侧肢体同样关节等部位的多发性疾病。

因此，人们对于类风湿性关节炎的形成原因存在着多种解释。许多相关研究学者认为该病有家族发病倾向，可能与基因有关。而又有很多专家医生认为除了遗传因素外，还有许多相关重要因素。如内分泌因素，虽然怀孕期间妇女的发病率为5%~10%，但产后的妇女患病率会明显上升，可高达80%左右，并且女性患类风湿关节炎的比例是男性的3~4倍。还有些人认为感染也是促成类风湿性关节炎发病因素之一，风寒和湿冷气候对于那些具有风湿病基因倾向的病人来说，也会促发类风湿性关节炎发病。然而，最具有说服力的是中国最大的医学科学院的最新研究成果，研究人员对60名类风湿性关节炎患者进行了详细的调查，把每个人的生活情况和疾病发生的经过绘制成一张图表，结果发现有70%的病人在生活受刺激和疾病加剧之间存在密切的时间上的关系，也就是说，人们精神上的刺激、心理上的压力是引发类风湿性关节炎的又一关键因素。

患有类风湿性关节炎的病人，通常在早晨起床后，不能够灵活地进行自由活动，关节会非常僵硬，如手和脚在穿衣和扣纽扣时都十分困难，大多数病人关节僵硬持续超过40分钟，有些持续2~3小时才会消失。

长期受压引发的类风湿性关节炎，主要特征表现为手和脚的许多小关节出现特征性的双侧对称性受累，以及红、肿、热、痛症状，尤其是靠近手掌、脚掌的手指、脚趾趾间关节，除了上述常见的关节炎症表现外，类风湿性关节炎病人还有一些常见的关节外表现病变。例如，有些病人总是感到疲惫不堪，如果早上活动1~2小时，就会觉得全身精疲力竭。30%病人在经常受压或摩擦部位的皮下时，如肘部，会摸到无痛肿块。这些肿块很少带来麻烦，通常几个月后会消失。此外，类风湿性关节炎在少数情况下也可侵犯身体大型器官如肺、肝、肾脏、动脉和心脏等，引发更加严重的疾病。

所以，为防止类风湿性关节炎的发生，建议在压力过大时可吃一些具有平衡心理压力作用的食物，尤其是含有丰富维生素的食物。这是由于当人们的身心长期承受强大心理压力时，身体会消耗比平时多6~8倍的维生素C，所以要尽可能地多摄取一些水果、菠菜、芝麻、甘蓝以及清炒菜花等富含维生素C 的食物。

08 男人不是一座孤岛

有人曾经说过："男人不是一座孤岛。"21世纪的医学界科学家通过研究证明为此又增添了一句：狂风暴雨——长期、过度的压力同样会摧毁一个健康的男人。

孙先生最近经常感到全身乏力，提不起精神，对什么也不感兴趣，注意力更是无法集中。上班没劲儿，下班更没劲儿，出去玩没时间，吃饭怕发胖，去商场一见那么多人心里就烦，总之一句话：没意思！

一般来说，男性所要背负的社会压力要比女性大4~5倍，根据统计，男性抽烟、酗酒甚至车祸死亡的比例都也要比女性高2~3倍。男性在面对失业或工作不安定的情况下，压力更大，男性的神经系统也时常被压力所摧毁。

为了要对抗压力，男性的身体通常会分泌出使自己振奋的肾上腺素，并以行动对抗。但是当男性的身体累积了过多的压力，无法循正常的管道宣泄时，经常会出现疲惫不堪、少言寡语、记忆力下降、注意力不集中、心烦气燥、冷漠易怒、缺乏耐心以及引发一些病变等状况。例如，美国一项研究显示，工作压力可以使男性肥胖者变得更胖、瘦者变得更瘦。这项研究通过对2万名志愿者自1990年开始跟踪调查后得出结论，发现压力导致一部分人暴饮暴食，另一部分人则厌食。这样就使得肥胖的人会更胖，瘦的人更瘦。

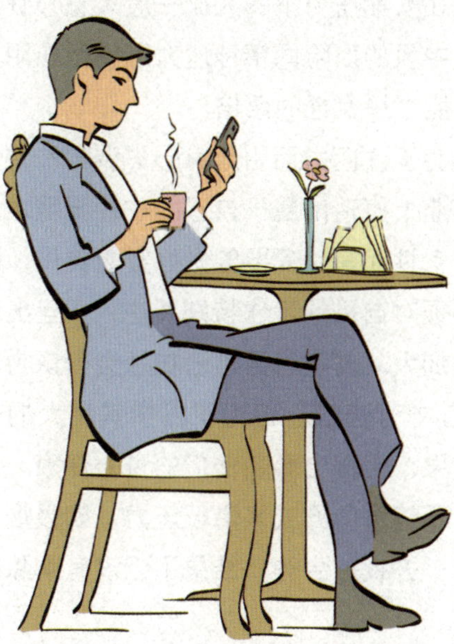

其实，男性所占的肥胖人口比例就高达60%左右。而且随着年龄的增长，男性的体重也不断地"上涨"，尤其是在职业竞争中要承受沉重压力的人。工作压力也能产生肥胖，这让人们对肥胖问题有了更新的认识——拥有健康的体形不仅仅是女人的事情，跟男人也有很大的关联。

医学界专家发现，现在男性的平均寿命要比女性短。虽然基因研究表明：男女区别不大，生理上，男性的体格、肌力、速度、空间定位力也要优于女性，但是女性在语言表达、人际交流、对付应激、适应环境方面更优于男性，因此总体上两性差别很少，尤其在现代信息时代，不存在强者、弱者之分。但从古至今，人类五千年的文化制造了“男子优越”的种种神话，使成千上万的男人不得不处于自我加压、自我挣扎、自我困惑和自我毁灭之中。压力大、竞争大对健康的伤害越来越严重，使男性的寿命越来越短。以前，过分强调了保护弱势群体，反而把男人当作强壮、健康的代名词，忽略了关注男性健康。其实，男性健康与妇女、老人、儿童健康同等重要。

而且研究人员通过对相当一部分中年男性和女性进行多年跟踪访问，发现在女性人群中，精神压力与心血管病之间只存在微弱的相关性，而那些长期处于重压之下的男性比女性更易患致命的或不致命的心脏病或中风。

这项新的研究开始于1984年到1990年间。研究人员对中年男性和女性前1~3年的精神压力水平进行问卷调查，同时进行长达10年的跟踪访问，看看哪些人更容易患上心血管病。

研究人员发现，持续不断的精神压力可以以各种直接或间接的方式损害动脉，例如引起压力激素长期处于高水平状态，或者促使人们保持不健康的习惯，如吸烟、酗酒等。那些在研究开始时就处在长期压力下的人比一般人患心脏病和中风的风险概率高出20%。男性患致命性中风的风险同精神压力之间呈现明显的相关性。极度压力下的男性死于中风的可能性是女性的两倍。

为什么男性相对于女性而言更容易因为工作压力而引起身心失调呢？首先，社会公众对男性的期望值很高，只有在事业上打造出属于自己的一片天地才能得到大家的认可，而且没有退路。但是对于女性而言，只要能做好贤妻良母，即使事业不成功，她也是成功的。因此男性必须对自己的工作特别关注，一旦出现工作不顺利等状况，心理上的压力就会明显加大。其次，男性已被社会公认为家庭中的“顶梁柱”。由此一来，即使男性心中有苦恼，但为了维护其高大的形象也就必须在心中压抑起来，这样压抑的结果，必然会影响他们的身心健康。一旦男性有了心理压力后，只会经常通过一些不健康的方式来降低压力，如吸烟、酗酒、开快车、疯狂玩电子游戏、看恐怖片、去夜总会等，结果不但没有解除掉压力，反而影响了身体健康。

09 “亨利”为何在胸口套上三个铁箍

格林童话中的《青蛙王子》里曾经描述过这样一幕：当王子被可恶的巫师变成一只青蛙以后，他忠心耿耿的仆人亨利悲痛欲绝，为了防止自己的心脏因为过度悲伤而破碎，亨利便决定在自己的胸口套上三个铁箍。虽然这只是一个传奇而感人的童话故事而已，但最近国际医学界有关专家研究表明，如果人们在突然之间遭遇巨大的刺激事件或受惊吓时，对身心健康的确会造成非常严重的损害，并且也极有可能造成“心碎”而死。

该项研究是经过长期跟踪调查5000多名公务员后发现，工作压力引发的生理变化对于患心脏病所起的作用，比以往所认为的更加直接。研究人员在10年时间内对这些公务员进行8次调查。他们询问这些公务员与工作要求相关的问题，例如，对工作掌控程度如何，休假频率多少，白天在时间上承受多大压力等。研究人员发现，那些在前两次调查中被确认为工作压力沉重的公务员心理长期受压，他们患心脏病的几率比正常人高72%。这些受访者中，30~55岁之间的人士压力与患病风险的关联最强。

研究人员于2004年5月15日公布的研究成果显示，心脏病具有发病率高、死亡率高、突发性和反复性等特点，已成为人类健康的杀手。虽然人们已经认识到，长期承受较大工作压力和情绪紧张会对心脏造成冲击，使血液涌向心脏，血压猛然上升，可以提高人类的各种反应速度，但也会造成人体生理功能紊乱、心律失常等，增加患心脏病的风险，甚至导致患者猝死。负责该项研究的国际医学界戴尔

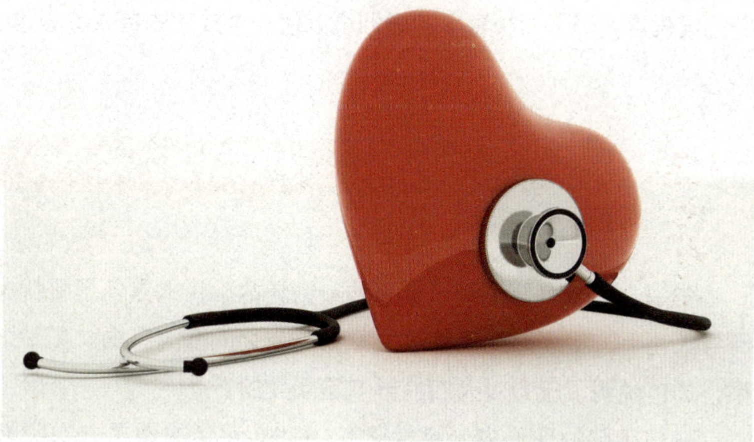

教授也曾郑重声明：虽然健康人因为情绪激动而心碎丧命的概率并不高。但是人在巨大的压力之下，或者出现巨大的情绪波动时，人的下丘脑垂体会分泌一种激素，这种被称为儿茶酚胺类物质的激素会迅速引起血管收缩，使血压升高，心跳加快，耗氧增加，从而引发心脏病。而且，儿茶酚胺类物质本身可能会直接损伤心脏，如果分泌太多，心脏的收缩力过强，可能造成心脏破裂，就是人们所说的“心碎”。

为了研究清楚大脑与心脏相互作用的详细机制，医学院的研究人员对100名特定的心脏病患者进行了测试与观察。研究人员测量了心脏病患者在中等压力下，大脑头盖骨的电位变化。结果显示，大脑的高级部位如大脑皮质的活动与所测量的心脏反应同步。测量结果还表明，大脑和心脏之间还存在反馈回路。当大脑接收到心脏泵血的信号后，这些大脑部位会输出更多的信号，加速心脏跳动。这将最终导致心肌失常，引起心律失调，引发猝死。

该研究使人们清楚地了解了心脏和大脑之间的交互作用，心脏的跳动与大脑皮质活动之间的相关联系表明，大脑的学习、情绪及记忆等区域与心脏的跳动密切相关，心理压力会导致大脑调节心脏的功能失去平衡，进而增加了患者猝死的概率。英国心脏基金会的皮尔森认为，该研究技术可应用于提前诊断出某些患者的心脏会对精神压力作出不利健康的反应。

此外，婚姻中的高潮和低谷，一段令人心碎的、充满压力的关系同样可以诱发心脏疾病。一个彼此相互支撑、没有压力的婚姻是暖人心房的。越来越多的研究结果告诉我们，一个稳固的婚姻可以使一个成功的男人免于患心脏病的危险。

10 肠胃病——职场白领的常发病

史书上记载有伍子胥过昭关的一则典故，讲的是伍子胥忧虑重重、焦虑万分而导致眉毛、胡须以及满头黑发都在一夜之间变为雪白。虽然这只是一则历史故事，却也说明了压力对人们的影响是巨大的。

一位英国的现代内分泌学家在1998年用老鼠做了一次实验，他把老鼠首先浸入到0℃冰水混合物中，然后再用100℃左右的温度人为地烧伤它，最后再用钉子将其四肢刺穿把它钉在板上，经过这一系列的折磨、迫害后，最终结果明确显示，这只受验老鼠已经染上胃溃疡等疾病。可以说这是医学史上、医学界证实用应激反应可以引发肉体感染疾病的第一次实验研究。运用到现实生活中，如果精神上长期处于焦虑状态，不仅会使人们的头发变白，而且的确会导致人们患胃肠系统等疾病。某知名大企业做营销工作的小张最近进食时总感觉食管下部好像有什么东西堵住一样。一开始小张倒没怎么在意，后来，每次进食时，那种堵牢的感觉越来越明显，到最后连喝口水都感到疼痛难忍。小张开始胡思乱想，怀疑是否得了食管肿瘤，于是他到该市人民医院就诊。医生建议他做胃镜检查，在胃镜下医生发现他的食管通畅，胃部除了有轻微的胃炎外，其他一切正常。医生询问了小张最近的工作情况及日常生活细节，发现小张是由于工作压力过大，前段时间工作不顺，情绪波动等精神因素而产生的一种被称为“胃肠精神症”的疾病。

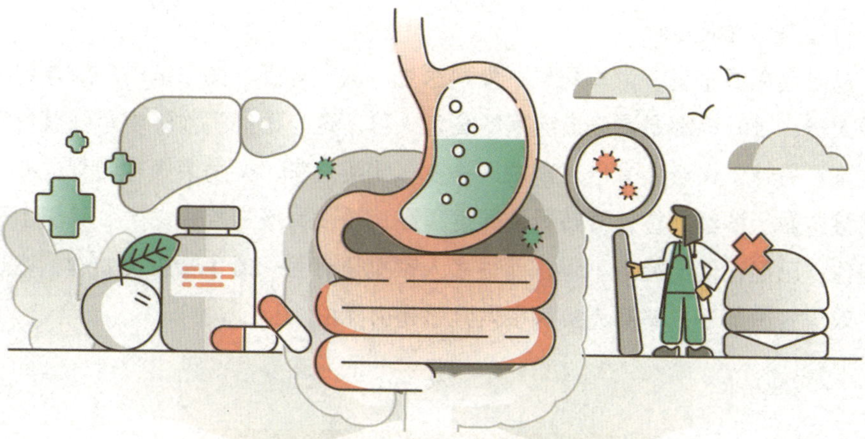

据了解，目前已在医院消化内科就诊的患者中大约有40%的人是由于精神因素引起的“胃肠神经症”。这类患者通常是由于持续忙于工作、心理压力大或情绪有问题的现象，导致神经系统功能失调、影响消化液分泌、胃肠蠕动减慢而引起的以胃肠道症状为主要表现的神经系统功能性疾病。这类患者主要表现有：食欲下降、消化不良，饱胀、胃部疼痛，或是吞咽困难，食物下咽时有堵牢等症状。还有些患者会出现恶心、呕吐、腹泻或便秘等症状。

这些症状出现以后，有些人便对自己的胃肠道整天处于高度警惕的状态之中，这时候大脑皮质对胃肠道活动的敏感性增高，因此在人们的意识中不仅对胃肠道的各种病理变化格外敏感，甚至怀疑一些正常的生理活动也是病变所引起的，最终在导致精神高度紧张的同时引起更加严重的消化不良症状，经过一段时间的反复循环后便形成人们经常所说的胃下垂。

随着社会现代化进程的高速发展，消化系统疾病尤其是胃肠病的发病率也在迅速上升。从心理因素来看，在独特的遗传素质和个性行为特征基础上，受到长期剧烈精神刺激或心理应激，就会出现胃肠道疾病。经常会听见有一些人唠叨：工作紧张，没法儿按时吃饭”；“下班晚了，从冰箱里随便抓着什么就吃什么”；“饭局太多，想不吃都不行”；“单位事情杂，烦呐……什么都不想吃”；“经常撂下饭碗就得出去，腿停不下来”；等等。而以上的种种都是忙碌的上班族经常要遇到的情况。然而在这种种情况的背后隐藏着一个可怕的心理“杀手”，抑郁、悲伤、沮丧可使胃黏膜苍白，胃液分泌减少；而愤怒、紧张、厌恶、惊慌、憎恨、激动、应激可以引起胃液分泌增加，胃酸和胃蛋白酶持续增多，引起消化性溃疡。

从社会因素来说，汽车司机、外科医生、教学老师、图书编辑、媒体记者、翻译人员、导游等都是胃肠道疾病的高危人群，这与他们工作环境紧张有着密切的联系。另外，如亲人去世、离婚、失业、购买汽车、买房装修等因素，亦可造成情绪应激、神经兴奋，导致胃液酸度提高，诱发胃肠道疾病发生。其实上班族的工作，已经让他们疲惫不堪，而很多人家里还有另一摊事情亟待处理，在这样的“双重打击”下，胃肠道疾病多发几乎是必然的。

11 孩子“超”懂事的幕后

曾在电视上看过一档综艺性节目，几个刚刚读小学一年级的孩子在展示自己的才艺，他们不但表演得非常棒，而且他们都不止拥有一项技艺，一个小男孩告诉主持人，他除了会熟练地弹奏钢琴外，同时还会舞蹈、书法、溜冰等，当主持人问为什么要学这么多技能时，他果断地回答道，为了将来在社会上找工作更加容易些。这不禁让在场的人以及电视机前的我都感到十分诧异。接下来出场的几位孩子也都多才多艺，而且是特别懂事，超出他们年龄的懂事，究其原因，有的并不是父母逼着学，而是自己拼命地想学习技能，而即便是父母给他们压力，他们也会说不怪父母，因为他们是为自己好。在听到这些“懂事”孩子们的话后，不知道他们的父母所感受到的是高兴还是心寒。

有一位非常要好的朋友跟我说他的女儿这段时间总是说不想上幼儿园了。我问为什么呢，他说因为孩子在幼儿园学习跟不上，老师总对他说他的女儿学习跟别的小朋友比差了点，别的小朋友已经会做1~10的加法了，而他女儿却不会。老师和我好友说这件事的那天晚上，他那内向的女儿回家就哭了，说："爸爸，我不想上幼儿园了。"他就问孩子是不是老师因为她不会算数而批评她了，孩子就是不肯说。

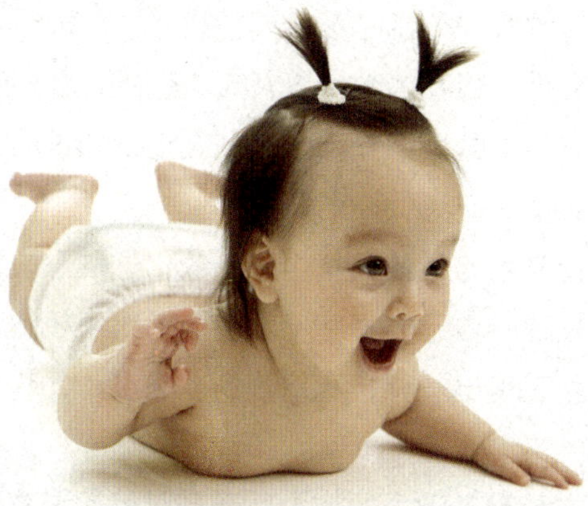

其实，他的女儿非常聪明，故事讲得绘声绘色的，爸爸给她介绍过的人，她一次就差不多能记住，参加集体的演出的时候非常认真，小脑袋瓜一点都不笨。

那天好友和我讲这件事的时候很生气，他说："明天有时间我就告诉老师：我女儿学习能学多少就学多少，我们上幼儿园就是为了开心，能玩好就行。"我笑了，他说的也不无道理，我们都很不理解老师的做法，要知道他的女儿才不到四周岁，而且她到这个班级还不到几个月，基础知识还没学好，我不知道老师为什么给孩子这么大的压力，学习固然重要，但是幼儿的时候就是应该在玩儿中学，死记硬背的方式根本不适合他们。难道幼儿园也要什么所谓的成绩吗?

现在就给孩子施加沉重的心理压力，不但会影响孩子以后的学习积极性和学习态度，而且得不到肯定的孩子会怀疑自己，甚至会对学习抱有恐惧和厌烦的心理，这样不是适得其反吗?

山东某市重点实验小学4年级学生强强留下"压力太大了"的绝笔自缢身亡。不久，天津一名初三的女生坠楼身亡，这位15岁少女没有留下任何遗书，有的仅是裤子口袋中尚未做完的试卷。究竟是什么样的压力竟让这些尚未步入社会的孩子如此坚定地结束自己如此稚嫩的生命?

上海市曾对30名12至16岁自杀儿童行为进行分析，导致儿童自杀的主要原因是学习压力过重和青春期问题。但由于父母的无知，使得大批孩子心理成长与智力发展严重失衡的问题更令人担忧。

考前，河北某重点中学的学生小华硬被母亲拽着去看心理医生，检查是否患有“高考焦虑症”。小华愤然对母亲说：“求求你们了，别再整天念叨‘高考焦虑症’了。我是班上的学习委员，一直都挺自信的，从来没想过会跟‘焦虑症’沾边，你和爸爸整天把‘焦虑症’挂在嘴上，真让人受不了。”

父母有许多不合逻辑的期望，他们可以不需要任何理由剥夺孩子应有的权利、自由，侵占属于孩子自己任意遐想的空间、时间。有两句话在孩子们中流传很广：“在学校，课间最逍遥；回到家，厕所里最安全。”

几乎所有的家长对学校教师都说过这样一句话“孩子拜托您了”，表明了家长对教师十足的信任和依赖。但调查发现，现在的教师以育人为理想，以塑造人的美好心灵为己任的已经越来越少。有相当数量的教师堂而皇之地把知识的传授与商品的价格放置在一起，进行等价交换的交易。

此外，许多学校的教育是在一种使学生害怕的气氛中进行的，这种恐惧使得顺从的学生以一种社会可接受的方式表现着自己，却并不能使他们对学校和学习感到兴奋和快乐。而一些“问题”学生表现出一种自我保护的“态度”，甚至采取一些能欺骗师长的行为方式。

由此可见，不但处于社会中的人在承受着沉重的压力，而且已经逐渐蔓延到年龄越来越小的尚未步入社会的孩子身上。

可以说，20世纪90年代之前的孩子是幸运的，他们应该庆幸自己没有生在现在这个时代，虽然他们的童年并不是那么丰富多彩，但至少是自由自在的、快乐无忧的，有父母的陪伴，有很多的小伙伴。而现在的孩子有的是学习、学习、再学习，即使难得有一次出去旅行的机会，还要带着笔记本记下看过的旅游景点，为以后写作积攒更多的材料，不得不说现在的孩子除了可悲，还有什么，也不得不向家长们呼吁：给孩子减减压吧，既然他们以后还要承受更多，就还给属于他们的童年吧！

12 21世纪的“新宠儿”——高血压

我们几乎每天都能在电视、报纸或杂志上看到“高血压”这个名词，然而又有多少人了解其真正的含义呢？在这里首先为大家针对高血压的含义做一个简单的介绍：当未用抗高血压药的情况下，血压的收缩压逸140mmHg和/或舒张压逸90mmHg时，按血压水平将高血压分为1、2、3级，收缩压逸140mmHg和舒张压约90mmHg但列为单纯性收缩期高血压，便可以诊断为高血压。

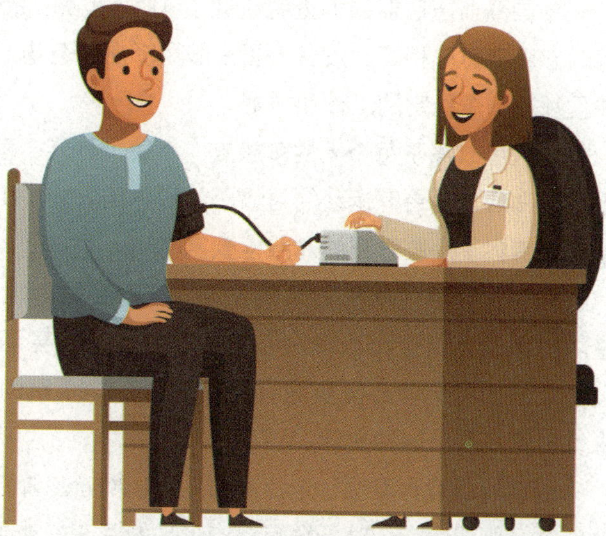

乔先生今年30岁刚出头，是一家小公司的老板，事业小有成就，但工作太忙，精神压力较大。最近，他常常头晕、头痛。到医院检查发现，血压明显偏高。据了解，像乔先生这样体形不胖、年龄不大的高血压病人越来越多。

高血压在过去一向被视为“老年病”，可现如今，高血压已不再是老年人、肥胖者的“专利”，随着社会经济的发展和人们生活方式的改变，高血压正逐步“年轻化”。中国高血压联盟的调查显示：中国在20世纪60年代至80年代，每年高血压就诊患者约110万人次，其中45岁以下的中青年人患病率为6.1%左右，而到了20世纪90年代以后，每年高血压的就诊人数约350万人次，45岁以下的中青年增加至患病人数的30%。

在临床上，高血压病人的发病年龄明显趋于年轻化，尤其是收入高、职位高、应酬多的中青年白领人群正逐渐成为高血压的“新宠”，但由于这些人的高血压发现率低，因此通常称之为高血压“隐形族”。

据了解，精神紧张和心理压力过大是“隐形族”患高血压的危险因素。随着社会的不断发展，竞争也越来越激烈，人们生活节奏和工作节奏也越来越快，各方面的压力也越来越大。工作沉重，压力过大，会造成交感神经兴奋过度，表现为心动过速，易激动，休息或睡眠时心率明显减慢。因此当人体处于应激状态时，内分泌系统就会产生一系列的变化。其中，儿茶酚胺分泌增多会引起血管的收缩，心脏负荷加重，进而引发高血压。专家介绍，从事精神紧张度高的职业的人，例如证券经纪人、会计等人群，如果缺乏体育锻炼，易患高血压病。如果精神紧张因素长期存在，血压的升高便会成为一种持续状态。而且中国高血压联盟的最新调查研究表明：大约有30%的高血压患者是由严重的心理压力导致，有58%的男性会因工作的不安全感和感觉工作表现不理想而发生高血压，尤其是处于不健康的婚姻中。

中国高血压联盟的调查者研究了100名年龄在25岁到60岁之间的志愿者。所有的志愿者血压稍高，没有人正在服用降血压药物，也没有人患冠状动脉硬化，并且都有一个稳定的工作和婚姻。

研究者收集了每个人的家族史、年龄、种族、教育程度、体重、身高、是否吸烟、喝酒、是否有运动的习惯、放松休闲方式、工作压力等信息。研究者分别给志愿者做了心脏彩超的对照检查。

医生可以通过心脏彩超的检查对左心室的厚度、体积和功能作出准确的测量。持续的高血压可以使左心室加厚、加大，甚至变得僵硬。研究表明：不和睦的家庭同样会使心脏变肥，即使那些在24小时的监视器下没有持续高血压的人，也可以看出这种变化。

以前的研究也表明了治疗高血压可以防止、降低心脏病的发生，特别是对高血压进行早期治疗。对于婚姻咨询带来的潜在好处虽没有可比较的资料，但是既然婚姻中的矛盾可能影响人的健康和幸福，那么夫妻双方应该寻找多种方法来平息婚姻中的波澜。食物疗法也会帮助那些处于压力中的人们，不管他们是否已经结婚。

13 大脑萎缩——压力的“执行官”

什么是大脑萎缩呢？一般是指由各种原因导致脑组织本身发生器质性病变而产生萎缩的一类神经精神性疾病，在医学上被称为大脑萎缩，主要包括小儿脑萎缩、成人脑萎缩。大脑萎缩在临床最主要的症状是痴呆，但同时也会出现健忘、震颤、眩晕等症状，尤其是中老年人易引起中老年痴呆症。通常情况下，大脑萎缩在医学上被划分为中医范畴，所以中医认为本病虽然发生于大脑部位，但病理机制属本虚标实，身体内各脏腑功能的好坏都与其有着非常密切的关系。

以前的研究已经显示，如果压力长期过重是增加心脏病和其他疾病的高危因素，如皮质醇这样的压力激素，然而英国伦敦大学的一项最新研究则认为，如果压力长期过重还会使大脑发生萎缩。研究人员发现，如果年长者在记忆力测试方面表现不佳，在体内不仅可发现含有较高水平皮质醇，而且脑中负责学习与记忆的海马部分较小。

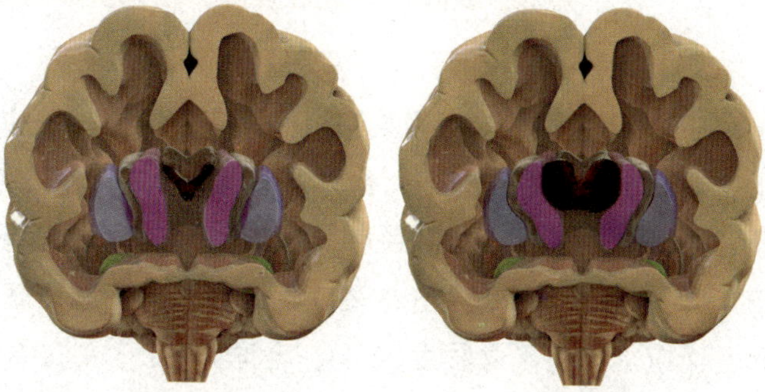

正常大脑　　　　亨廷顿病脑部

英国伦敦大学的研究人员说："压力在我们的生活中是普遍存在的，而且可被接受；许多研究认为，压力对高血压、心脏病等身体健康都具有负面影响，但很少有研究强调其对精神健康的影响；我们的研究则是直接研究了压力或压力激素对大脑功能的长期影响。"

该项研究对300名来自各界的儿童、青少年以及中老年人进行了长期的测试与观察，在一系列的研究中，研究人员观察了中老年、青少年以及儿童长期暴露在压力激素之下对大脑功能的影响。

在第一个研究中，研究人员对一组老人的皮质醇含量进行了1至3年以上的测试，测试结果表明：如果中老年人的皮质醇含量持续很高，那么就会比皮质醇含量中、低程度人的记忆力测试的结果要差；此外，如果中老年人长期暴露在高皮质醇含量之下，脑中的海马部分平均会小16%。而在研究来自社会不同经济阶层的儿童与青少年的另一份报告中显示，处于家庭经济收入较低状态下的儿童，相比家庭收入较高状态下的儿童其压力激素含量平均要高30%。

由此可见，英国伦敦大学的该项研究已经很清楚地表明了压力长期过大会给人们带来非常严重的负面影响，不仅会引发中老年人的大脑功能不佳，导致中老年痴呆症的发病率不断上升同样会降低年轻人和儿童大脑的思考能力与记忆能力。

综上可知，压力长期过大是导致人们产生大脑萎缩的重要因素之一，并且所有的研究都显示，任何年龄的人都对压力很敏感，因此应该承认，压力这个因素对人们的精神健康是很重要的。

14 威胁男性健康的第一个信号——ED

ED这个词可能对很多人来说比较陌生，但与很多人又近在咫尺。ED是医学上针对性功能障碍的一个代名词，是指持续或反复发生生殖器官不能达到或维持正常生理反应完成夫妻生活的一种男性疾病，主要表现为男性抑郁、自卑和情绪低落，往往成为影响家庭幸福、生活和谐的不利因素。据统计，35岁以上男性有一半以上患有不同程度的ED，全球共有2亿左右男性患有ED，并且近年来已呈现年轻化发展趋势。

然而，直到现在还有很多人认为男性患有性功能障碍是一件见不得人、难以启齿的事情。但诸多医学研究已经证明，ED在世界范围内和肥胖、心脏病一样，已经成为人们一种常见疾病。近年来，ED患者出现明显增加的趋势，都是由于男性长期承受过度的生活压力与工作压力等因素的影响而引发。

随着社会经济步伐的不断快速发展对男性健康的影响也不断增大。进入21世纪以来，男性ED患者增加了30%，缺乏锻炼、久坐、工作压力大等原因，都危害到男性的健康。总的来看男性的疾病更多、更严重。男性 ED——生理功能障碍已经成为威胁男性健康的第一个信号。

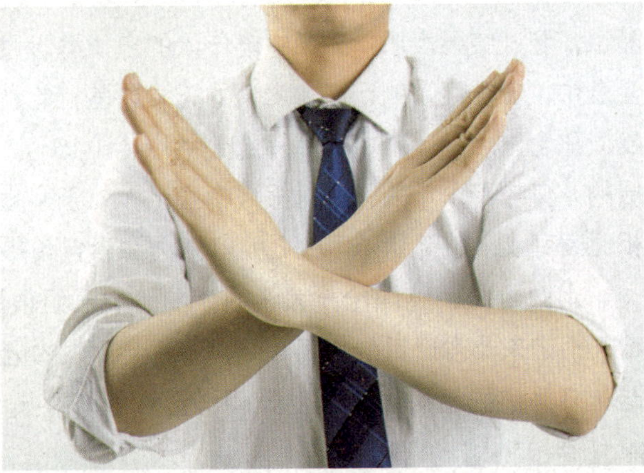

北京协和医院的韩教授曾说：“21世纪以前的ED患者以中老年人为主，现在20~40岁的人占了85%。”由于压力带来的男性心理问题，已成为我国无性婚姻的一大原因。

巨大的社会和工作压力造成男性性功能障碍人数增多。上海市人口计生医院组织全国知名性学专家开展义诊发现，前来咨询者中大多数都是男性，而其中70%的人关心的都是自己性功能障碍问题，经专家诊断发现，他们大多数的障碍是由于工作压力增大、过度劳累等社会原因造成的。

据介绍，医院在一周时间内接待了80多位患者，从20多岁到40多岁的都有，其中70%都是由于这方面的障碍而来的，虽然许多是在妻子的陪同下前来治疗的，但是还有很大一部分人出现了婚姻危机。这个医院专家表示，男性作为家庭的主要支柱，工作、经济、心理压力都非常大，常常在工作一天回到家时非常的疲惫，偶尔会产生性功能障碍，这是很正常的。

但是有些男士会因此产生巨大心理压力，他会产生一种紧张状态，怀疑自己是不是不行了，而人在紧张状态下，交感神经会显得十分兴奋，于是发生血管强烈收缩，会造成阴茎血液供应急剧减少，阴茎勃起困难；再者，紧张对人体是一种强烈的恶性刺激，会使人产生一种刺激反应，体内肾上腺与甲肾上腺这两种物质分泌剧增，又会使血管强烈收缩而减少对阴茎的血液供应。一般功能性ED患者，身体的疲惫和心理的疲惫交相出现，便产生恶性循环：失败—紧张—失败。这种紧张来自对性交成败的担心，对妻子态度的担忧，这是十分沉重的精神枷锁，种种无限的焦虑会作为不良精神因素刺激大脑皮质，进一步诱发ED。

15 献给健康的“新礼物”——失眠

东东是北京某中学初三学生，半年前他的学习成绩在班里名列前茅，而如今他却心烦得无法安心上课。

3月21日是世界睡眠日，北京市精神卫生中心专门研究青少年心理的医师检查后发现，东东近半年来每天都学习到深夜，他已因失眠引发“考前焦虑症”。

东东就是其中的一个典型病例，为了中考取得好成绩，他从半年前开始每天复习到凌晨1点，早晨6点还得爬起来上学。结果成绩不但没有提高反而明显下降，他心里总是着急、焦虑不安，最后已经心烦意乱到无法正常上课。如果学生利用睡眠的时间来学习，而在学习的时间没精神，注意力无法集中，那么长此以往便会形成一种恶性循环。

按照国家有关标准，小学生和初中生的睡眠时间必须保证在每天9小时以上，高中生的睡眠时间必须保证在每天8小时左右，照此算来，北京的小学生平均每天约睡7小时，初中生约为6小时，高中生约为5小时。

其实最让人担心的是，许多家长根本没有意识到少年儿童的成长发育主要是在睡眠中完成的，睡眠严重不足会直接影响孩子长个儿，还会出现头晕、精神紧张、压抑等，从而导致心理障碍，甚至有些学生家长认为孩子在高考前期少睡点觉是应该的、正常的。

尤其是进入21世纪后，人们为了在激烈的社会竞争中能够追赶上越来越快的生活节奏，不得不拼了命地工作。最终，那些“杀人不见血”的工作压力和生活压力，在无形中使这些现代都市人变得精神紧张、失眠、焦虑、困惑、抑郁。

最近北京一项调查显示，工作压力大成为城市中青年睡眠不足的主要原因。在经过对5 000多名不同年龄段的人调查发现，年轻白领午夜入睡的比例接近70%。医学上普遍认为8小时左右是成年人一天所需的正常睡眠时间。

参照此标准，被调查者中仅有28%能保证正常所需的睡眠时间，另有45%的睡眠时间在6小时左右，有27%的人每天睡眠不到4小时。并且在被调查者中约有80%的人表示在不同程度上曾经或正在经受失眠的困扰，其中近半数偶尔会失眠。这些人遍布各个年龄层，以20~40岁的中青年人居多，其中女性被调查者失眠率比男性要高1~2倍，而且还发现从事脑力劳动者（如图书编辑、学校教师等）的失眠率要比体力劳动者高3~4倍。

在上海针对“每天您觉得有足够的睡眠时间吗”这个问题也进行了调查，结果显示60%的被调查者觉得不太够，更有30%的人认为非常缺。在问及造成睡眠不够的原因时，“长期承受过大的工作压力”以54%的人数比例成为榜首，接着依次是生活上的压力、生理上的疼痛以及环境噪声等。在女性被调查者中，除了工作上的压力外，生活中各种琐事所带来的压力也是造成她们睡眠不够的主要原因。

失眠症是人们最常见的睡眠障碍，是一种持续性的使人们睡眠的质和量都达不到理想效果的生理障碍。失眠的主要症状特点表现为难以入睡、睡不踏实、爱做噩梦、易惊醒早醒、醒后疲乏或缺乏清醒感以及白天思睡等，可严重影响工作、学习效率和生活质量。

在你了解了压力带来的这种种病变之后，你是不是觉得以前小看了压力？是不是感到了一种无形的威胁？是不是心中充满了恐惧？是不是想到首先去检查、吃药？其实大可不必，只要能降低我们工作和生活所带来的心理压力，岂不是达到标本兼治了吗？那么就从距离我们最近、每天都会做的、最简单的、绝对没有副作用的“食物”中做起吧。

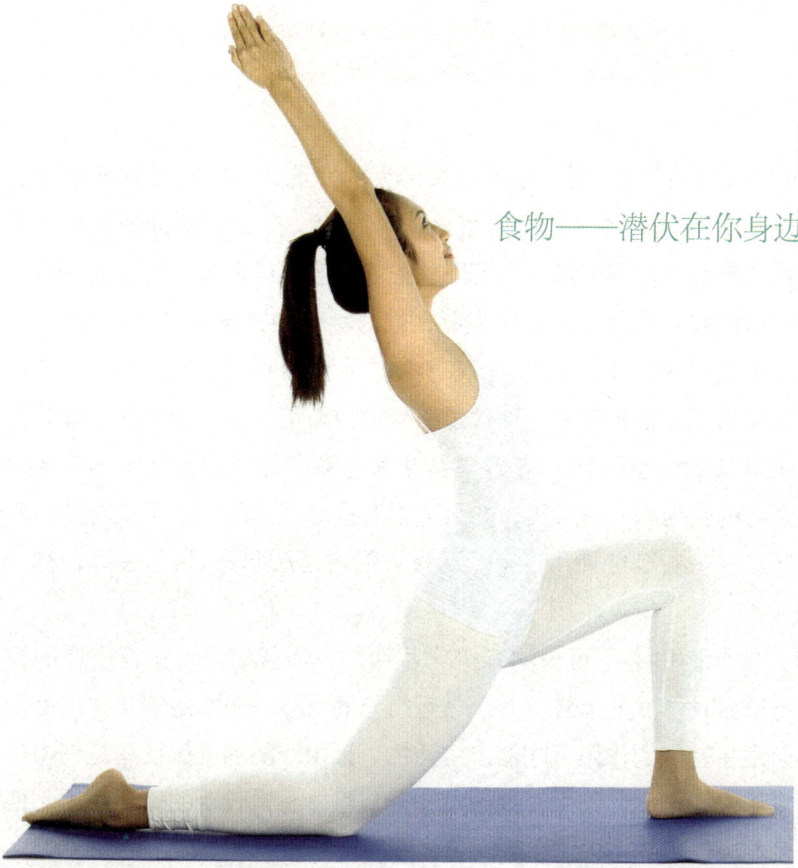

第二章

食物——潜伏在你身边的巨大宝藏

焦虑急躁、过分紧张、疲惫不堪等现象，其实都是由于长期承受过大的心理压力所造成的，如果我们不及时给心理减压，不仅身心健康会受到影响，工作效率和生活质量也会越来越差。缓解压力的方法很多，然而在我们身边就潜藏着一个巨大的宝藏——食物，而利用食物减压就是非常值得尝试的一种绿色疗法。

第一节 食物营养素——缓解压力的“保护神”

01 维生素减压 润物细无声

维生素最早发现于20世纪初，是人类最伟大的发现之一。荷兰营养学家艾克曼于1886年在印尼爪哇建立了研究脚气病的实验室，在1897年的研究中发现如果只吃精磨的白米可引发脚气病，然而那些未经碾磨的糙米却能治疗这种病。并发现可治脚气病的物质能用水或酒精提取，当时称这种物质为“水溶性B”。而且艾克曼在以后几年的研究中还发现，在食物中不仅含有蛋白质、脂类、碳水化合物、无机盐和水，并且还存在一种数量极少的、人们生长所必需的“辅助因素”，但并未为其命名。直到1911年波兰科学家丰克在糙米中鉴定出一种维持生命所必需的含氮的化合物——胺类，并且可以对抗脚气病时，才正式将其命名为“Vitamine”，并一直延续使用下来。后来人们将最后字母“e”去掉，称之为维生素。

维生素是人体代谢中必不可少的有机化合物。人体犹如一台正在运行的机器，不断地进行着各种形式的运转。其正常运行与润滑油——酶的催化作用有密切关系。而酶必须在辅酶的作用下才能产生活性，又由于酶的辅酶或者是辅酶是由许多的维生素组成，因此，维生素是维持和调节机体正常代谢的重要物质。换句话说，维生素在人体组织中以“生物活性物质”的形式存在。

维生素，虽然在人体生长、代谢、发育过程中发挥着重要的作用，是维持人体生命活动必需的一类有机物质，也是保持人体健康的重要活性物质，但在人体内含量非常少，而且大多不能在体内合成，一旦缺乏就会引发相应的维生素缺乏症，对人体健康造成损害，因此，人们必须从食物中获得。

许多营养学家研究表明，人在承受某些比较大的心理压力时，身体会消耗比平时多8倍的维生素，此时应多摄取富含维生素的食物。所以说，维生素是人们最好的减压剂，它不仅可以调节内分泌，平衡情绪，松弛神经，而且具有平衡心理压力的效果。然而每种食物中含有的维生素各不相同，这是因为维生素有很多种。

● 维生素A（Vitamin A）

概述：维生素A是眼睛中视紫质的原料，也是皮肤组织必需的材料，是由美国化学家台维斯在1913年从鳕鱼肝中提取得到的一种呈黄色粉末状的有机溶剂，虽然不溶于水，却易溶于脂肪、油等。近年来有关研究发现，维生素A具有抗癌作用，人体一旦缺少就会引发干眼病、夜盲症等。

富含的食物	维生素A主要存在于动物肝中，其次是奶油和鸡蛋等。虽然胡萝卜、番茄等蔬菜中不含有维生素A，但它们含有能够在人体中转变为维生素A 的大量胡萝卜素，因此食用蔬菜同样可补充维生素A。
每日需求量	通常每人每天应摄入2~4.5mg维生素A，即60g鳗鱼，70g鸡肝，80g胡萝卜，150g皱叶甘蓝或240g金枪鱼（罐头）。
功效	由于维生素A可以增强免疫系统，帮助细胞再生，保护细胞免受能够引起多种疾病的自由基的侵害，因此维生素A不仅具有明目的功效，而且还具有使呼吸道、口腔、胃和肠道等器官的黏膜不受损害的作用。

● 维生素B（Vitamin B）

它是一类水溶性维生素，大部分是人体内的辅酶，主要有以下几种。

→维生素B_1

概述：维生素B_1是荷兰科学家伊克曼在1896年首先发现的，由波兰化学家丰克在1910年从米糠中提取和提纯出的一种易溶于水、遇碱易分解的白色粉末，是最早被人们提纯的维生素。有关研究表明，缺少它会得脚气病、神经性皮炎等。

富含的食物	主要存在于牛奶、蛋黄、米糠、番茄等食物中，而且目前通过高科技已能由人工合成。
每日需求量	通常每人每天需摄入2mg左右。

功效	它的生理功能是降低人们的心理压力，维持正常的神经活动，同时能增进食欲。

→维生素B_2（Vitamin B_2）

概述：维生素B_2又名核黄素。是由英国化学家布鲁斯在1879年从乳清中首先发现，由美国化学家哥尔倍格在1933年从牛奶中提取，最终由德国化学家柯恩在1935年合成的一种味微苦，水溶液有黄绿色荧光，在碱性或光照条件下极易分解的橙黄色针状晶体。

富含的食物	它大量存在于谷物、蔬菜、牛乳和鱼等食品中。
每日需求量	成年人每天应摄入3mg左右。
功效	维生素B_2可预防口腔炎、皮炎、微血管增生症等。

→维生素B_5（Vitamin B_5）

概述：维生素B_5又称泛酸，属水溶性维生素。是体内所有细胞所不可缺少的，是辅酶的重要组成部分，主要分布于器官内。有关研究表明，如果人体缺乏维生素B_5，不仅会发生消化不良、头痛、手部有刺痛感等症状，更容易导致精神状态欠佳、易疲劳。

富含的食物	如猪肉、牛肉、豆类、蛋类、全麦、蘑菇以及动物的肝脏和肾脏中都富含维生素B_5。
每日需求量	一般每人每天应摄入4~8mg。
功效	维生素B_5首先具有可以消除紧张、焦虑、治疗抑郁症的功效，其次还具有维护消化道的正常功能、增强体力、预防贫血的作用，而这都是由于维生素B_5参与肾上腺激素的合成，并协助其他维生素的吸收利用，帮助脂肪、蛋白质及糖类的能量进行转化的效果。

→维生素B_6（Vitamin B_6）

概述：维生素B_6又称吡哆素。是由美国化学家柯列格在1930年发现的一种易溶于水及乙醇，在酸液中稳定，在碱液中易破坏的无色晶体。近年有关研究发现如果人体缺乏维生素B_6可引起呕吐、抽筋等症状。

富含的食物	它广泛存在于动物的肝脏、酵母菌、花生、大豆、谷粒、米糠、蛋黄、鱼以及肉中，并且现在已经能够进行人工合成。
每日需求量	成年女性每天需要1.2mg，而男性每天应摄入量为2mg，相当于每天必须吃三片全麦面包加160g熏火腿和两个辣椒，200g鲑鱼片，250g鸡肝或两个鳄梨以及160g烤火腿。
功效	除了维生素B_6制剂在临床上具有抑制妊娠呕吐和放射病呕吐的功能外，其主要具有促进发育、为人们带来“好心情”，甚至可带来激情的功效，这是因为人们的身体需要维生素B_6来制造大脑递质血清素。

→维生素B_{12}（Vitamin B_{12}）

概述：维生素B_{12}又称为钴胺素。1947年是由美国女科学家肖波在1947年从牛肝浸液中提取出的一种含钴的化学性质非常稳定的有机化合物。后经化学家分析，维生素B_{12}是人体造血不可缺少的物质，一旦缺乏会产生恶性贫血症。

富含的食物	一般只在动物的食品如奶、肉类、鸡蛋等中含有丰富的维生素B_{12}，而且目前已能人工合成，用生物技术由细菌发酵制得。
每日需求量	通常每人每天应摄入0.001mg，相当于每天应吃掉80g软干奶酪或喝0.5升牛奶。
功效	维生素B_{12}除了促进细胞发育成熟和机体代谢，对血细胞的生成及中枢神经系统的完整起很大的作用之外，还有消除疲劳、恐惧、气馁等不良情绪的作用，更可以促进维生素A在肝中的贮存，防治脂肪肝、口腔炎等疾患。

● 维生素C（Vitamin C）

概述：维生素C又称为抗坏血酸。是由挪威化学家霍尔斯特在1907年从柠檬汁中发现并于1934年提取出的一种熔点191℃左右，易溶于水，水溶液呈酸性，遇热、碱和重金属离子容易分解的化学性质非常活泼的无色晶体。此外，维生素C也可由人工合成，如果长期缺少维生素C会得坏血病。

富含的食物	维生素C广泛存在于水果和蔬菜中。
每日需求量	一般成人每天需摄入100mg，儿童每天需摄入50mg，相当于要吃掉30g辣椒，45g花茎甘蓝，1个猕猴桃，75g草莓，半个柚子，65g茴香，75g菜花和100毫升橙汁。
功效	由于维生素C能够捕获自由基，帮助人体完成氧化还原反应，提高人体灭菌能力和解毒能力，增强人体免疫能力，因此除能预防像癌症、动脉硬化、风湿病等疾病外，对皮肤、牙龈和神经也有好处。

● 维生素D（Vitamin D）

概述：维生素D又称抗佝偻病维生素。是由瑞典化学家卡尔在1926年首先从鱼肝油中提取出的一种熔点为115~118℃，不溶于水，能溶于醚等有机溶剂，化学性质稳定的淡黄色晶体。虽然其很容易被紫外光破坏，但其生物活性在200℃下仍能保持，而且日照有利于维生素D在人体中的合成，因此，适当地光照有利健康。

富含的食物	在鱼肝油、沙丁鱼、鲱鱼、鲑鱼、鲔鱼、牛奶、奶制品、动物肝、蛋黄中它的含量较丰富。
每日需求量	每人每天应摄取0.0005~0.01mg，只有那些因休息少而产生压力的人才需要吃些含维生素D的食品来补充，如每天可以吃40g鲱鱼片，50g鲑鱼片，60g鳗鱼或1~2个鸡蛋加100g蘑菇。
功效	维生素D是形成骨骼和软骨的发动机，是造骨的必需原料，可促进人体对磷和钙的充分吸收，因此，维生素D具有坚固牙齿、预防佝偻症的作用。此外，维生素D还可调节人们的神经和抑制炎症的发生。

● 维生素E（Vitamin E）

概述：维生素E是由美国化学家伊万斯于1922年从麦芽油中发现并提取出的一种化学性质较稳定，能耐热、酸和碱，不溶于水，易溶于醚等有机溶剂中，但易被紫外光破坏的无臭、无味液体。而且在20世纪40年代已能被人工合成，直到20世纪60年代在我国已能大量生产。

富含的食物	在肉类、鸡蛋、牛奶、蔬菜和植物油中都存有丰富的维生素E。
每日需求量	每人每天应摄入12mg左右，相当于50g葵花油，100mg橄榄油，100g花生或30g杏仁以及70g核桃中所含有的维生素E之和。
功效	维生素E在人体内作为优良的抗氧化剂，不但能抵抗自由基的侵害，预防癌症的心肌梗死，而且还参与抗体的形成，促进男性产生有活力的精子是产生后代真正的“救世主”。此外，维生素E还具有抗衰老的功效。

● 维生素K（Vitamin K）

概述：维生素K又被称为甲萘醌。是由丹麦化学家达姆于1929年从动物肝和麻子油中发现并提取出的一种易被碱和紫外线分解，熔点52~54℃，不溶于水，能溶于醚等有机溶剂，化学性质较稳定，能耐热耐酸的黄色晶体。由于其可促使人体中的血液凝固，所以当人体缺少时，会流血不止，甚至死亡。

富含的食物	在猪肝、牛肝、乳酪、菠菜、花椰菜，豌豆、香菜、鱼肝油、蛋黄、优酪乳、甘蓝菜中含量较丰。
每日需求量	通常新生儿每天应摄入10~20mg，儿童每天应摄入10~30mg，青少年每天应摄入20~50mcg，成人每天应摄入50~100mg。
功效	许多科学家、医学家通过共同研究，巧妙地将其改变为水溶性，有利于人体吸收，可防止新生婴儿出血疾病；预防内出血及痔疮；减少生理期大量出血，已广泛地用于医疗上。

02 稳定情绪当属钙、镁、锌

研究人员通过长期实验研究证实：钙、镁、锌是降低压力、稳定情绪的“良药”。钙是人们神经系统的天然稳定剂，当人们长期承受过大的压力时，人体中的钙便会通过小便大量排出体外。因此，当人们遇到伤心、难过的事，情绪低落、脾气急躁时，可通过一些含钙高的食物来达到安定情绪的效果。镁在人体中也是神经传导的重要物质，它可以让心情放松，防止心跳过快。此外，如果人体中的血糖过低可直接影响正常工作和破坏情绪，而锌是合成蛋白质和核酸的重要辅助因子，恰恰可维持血糖平衡、稳定人们的情绪。

● 钙（Ca）

人体是一个有机的生命体，在日常生活中需要有各种物质来维持正常的生命活动，这些物质除以有机物的形式存在的碳、氢、氧外，还包括20余种矿物质或无机盐。目前在人体中已经测定出约有占体重5%的矿物质，而钙就占了体重的2%左右，约占总量的99%。钙主要分布在骨骼和牙齿中，而在人体的血液、细胞间液及软组织中仅分布有1%的钙。成人体内总共约含有1200g的钙。

膳食中的钙主要在pH较低的小肠上段吸收。并且年龄是决定钙的吸收的一个关键因素，通常人们的年龄与其对钙的吸收率成反比。一般新生儿对钙的吸收率最高，约超过60%，少年儿童偏低约为45%，成人最低仅为20%左右。而且人到中年以后对钙的吸收率逐年下降。

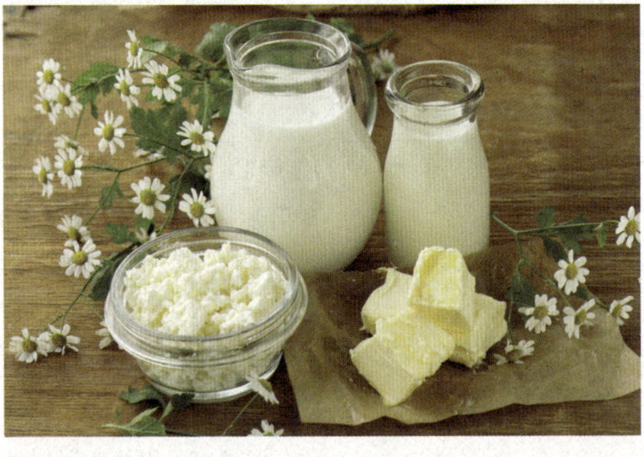

成年人由于长期承受工作和生活的压力，从而促进肠黏膜上皮细胞脱落、消化液的分泌等，而这些途径都可以使人每天排出大量的钙。研究表明，每天有150~350mg的钙由肠道排出；有50~100mg左右的钙由汗液排出；有100~300mg经乳汁排出；有100~350mg由尿液排出。

如果人体严重缺钙首先会降低软组织的弹性和韧性。如皮肤会显得松垮、衰老、缺乏弹性；眼睛晶状体缺弹性，易近视、老花；血管缺弹性易硬化。其次，可降低神经细胞的兴奋性，导致神经性偏头痛、烦躁不安、失眠。最后，缺钙还会引起婴儿夜惊、夜啼、盗汗，诱发儿童的多动症等。

这是由于钙可以强化神经系统的传导功能。比如说你身体的某个部位碰到一个非常烫的东西，你一定会马上躲开或放下，这中间就有一个神经系统的运作过程：感受器（皮肤）—传入神经—中枢神经—传出神经—效应器（肌肉）。其中感受和冲动怎样传递给神经细胞，神经细胞又怎样传出去?这中间有一种物质叫作神经递质。因此，钙有助于神经递质的产生和释放。

再者，钙可以维持肌肉神经的正常兴奋。如血钙增高可抑制肌肉、神经的兴奋性；当血钙低于70mg/L时，神经肌肉的兴奋性升高，出现抽搐。肠激综合征、女孩子痛经，缺钙是一个重要原因。

所以说钙是一种天然的镇静剂，然而获取钙的最简单的方法就是通过食物，在牛奶、酸奶、虾皮、蛋黄等食物中都含有丰富的钙。

● 镁（Mg）

人们在进行正常的生命活动及新陈代谢过程中，镁是一种必不可少的元素。镁可以影响细胞的多种生物功能，如促进钾离子和钙离子的转运，信号传递的调控，有利于能量代谢、蛋白质和核酸的合成；可以维持物质的结构和功能，通过络合负电荷基团，尤其核苷酸中的磷酸基团的发挥；催化酶的激活和抑制及对细胞周期、细胞增殖及细胞分化的调控；镁还参与维持基因组的稳定性，并且还与机体氧化应激和肿瘤发生有关。

镁在人们身体中的总含量约为25g，其中63%左右存在于骨骼和牙齿中，27%左右分布于软组织。人体中的整个肠道可完全吸收食物中的镁，但主要是在空肠末端与回肠部位吸收，吸收率一般约为40%。然而人们从食物中摄入镁后，又会从胆汁、胰液和肠液中大量分泌到肠道，最终由粪便排出65%左右，并且部分还会从汗和脱落的皮肤细胞丢失。

镁缺乏在临床上主要表现为情绪激动、易暴躁、手足发抖、反射亢进等，而且心血管疾病，如冠心病、高血压、高血脂、心肌梗死、糖尿病等多在人到中年之后发生，都与体内镁含量降低有关。

可以说，人体在运动功能活动中镁起着非比寻常的作用，扮演着十分重要的角色。人之所以能够正常地生活，是由于人体内上千种促酶——生物催化剂在催化一系列复杂的生物化学反应维持着生命活动，而科学家研究发现，镁可激活325个酶系统，因此把镁称为生命活动的激活剂是当之无愧的。

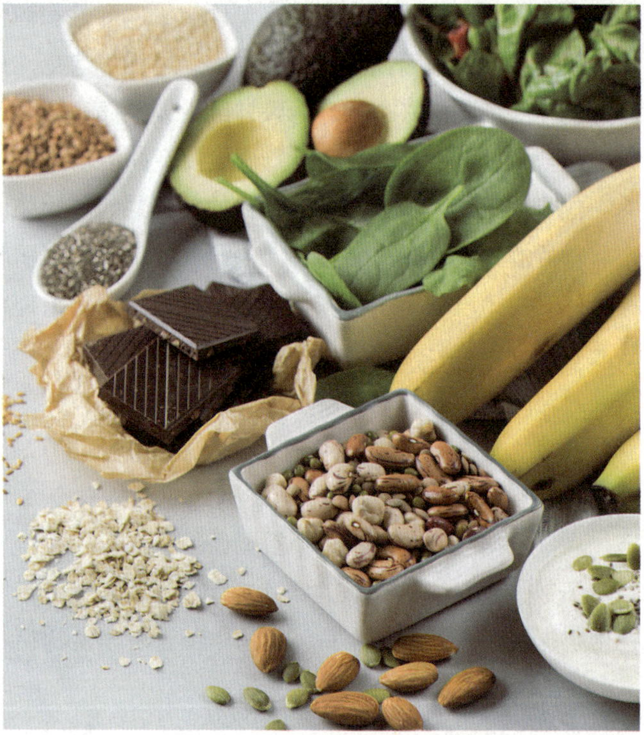

近年来，许多科学家研究指出，一般成年人每日对镁的需求量，男性为350mg，女性为300mg，成年人要“镁”食。即要多食含镁丰富的食物，如绿色蔬菜、牛肉、猪肉、花生、芝麻、谷类、豆类、河鲜产品、香蕉、蛋黄等食物中都含有丰富的镁。另外，豆腐中也含有较高的镁成分，可经常吃些卤水豆腐。

总而言之，镁不仅可以减少心脏病，降低血压，而且还可以增强生殖能力，提高精液中精子的活力。镁是重要的神经传导物质，它可以让心情放松，防止心跳过快，协助抵抗忧郁症，并且与钙并用，也可作为天然的镇静剂。

● 锌（Zn）

古埃及人早在三千多年前并不知道锌元素的情况下就开始用一种锌制剂——卡拉明来治疗皮肤病，可见锌元素的历史是悠久的。然而，锌是我国科学家宋应星首先发现提出的，并对于锌的制法在其1637年发表的著作《天工开物》中进行了详细的描述。而且随着以后科学的迅速发展，人们在1750~1850年之间已经可以用氧化锌和硫化锌来治病。直到1869年人们才发现锌存在于生活机体中，并为生活机体所必需，并于1963年发现了第一例锌缺乏病，所以说锌是人体必需的营养素。

第一，锌可以促进机体的生长发育和组织再生。如DNA复制、转译和转录的DNA聚合酶都需要锌来调节，因此，一旦人体缺锌最突出的症状是生长、蛋白质合成、DNA和RNA代谢等发生障碍，如侏儒症就是由于严重缺锌而造成的。而且锌有利于创伤的快速愈合，对于蛋白质和核酸的合成而且对于细胞的生长、分裂和分化的各个过程都是必需的。因此，锌对于正处于生长发育旺盛期的新生儿、儿童和青少年，对于组织创伤的患者，都是非常重要的营养素。

第二，锌是胎儿的生长发育不可或缺的元素。可有效预防胎儿发生先天性畸形，包括骨骼、大脑、心脏、眼、胃肠道和肺。

第三，锌可以促进食欲。动物和人缺锌时，可引起食欲显著减退。而且锌缺乏也可严重影响味觉系统，导致味觉迟钝。此时，可通过引用一些含锌的食物，使锌在体内构成一种含锌蛋白——唾液蛋白，从而可恢复味觉并促进食欲。

第四，锌可以促进性器官和性机能的正常发育。如果人体严重缺锌将导致前列腺和精囊发育不全、精子减少、性成熟推迟、性机能降低、第二性征发育不全、月经不正常或停经，如及时给锌治疗，这些症状都会明显好转或消失。

第五，锌可以滋润皮肤。动物和人都可因缺锌而影响皮肤健康，出现皮肤粗糙、干燥等现象。

第六，锌可以提升免疫功能。1975年在英国的一次研究提示，锌缺乏是婴儿免疫力缺乏的主要原因。人缺锌时引起细胞介导免疫改变，使免疫力降低。同时缺锌还可能使有免疫力的细胞增殖减少，胸腺因子活性降低，DNA合成减少，细胞表面受体发生变化。因此，机体缺锌可削弱免疫机制，降低抵抗力，使机体易受细菌感染。此外锌还有助于缓解压力治疗精神失常。

通常有2~3g的锌存在于人体内的所有组织中，白细胞中约分布有3%~5%，剩下的全部分布在血浆中。小肠部位是吸收锌主要场所，吸收率一般为25%~35%。

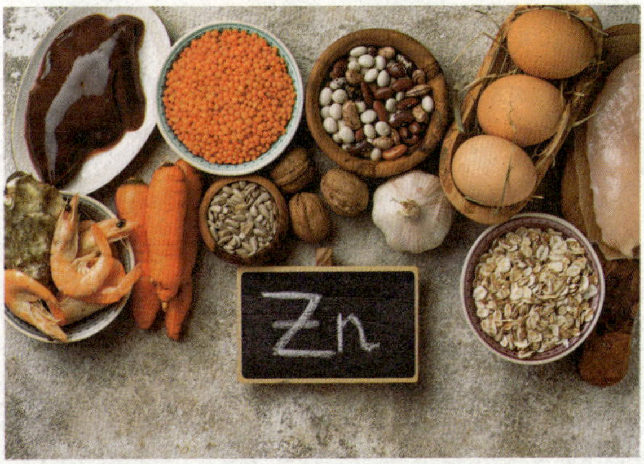

然而食物中的含磷化合物植酸可导致锌的吸收率下降，这是由于植酸与锌混合后会发生反应，生成一种不易溶解的复合物——植酸锌，因此可降低锌的吸收率。另外，植酸锌

还可与人体中的钙进一步发生反应，生成另一种更不易溶解的钙复合物——植酸锌，这时锌的吸收率将进一步下降。

不同人群对于锌的需要量也是不一样的，根据人体生理条件不同而异：0~12个月的婴儿及1~10岁的儿童每人每天的需求量约为6~8mg；11~17岁的男性每人每天的需求量约为10~14mg，18岁以上需求量为11mg，10~13岁的女性每人每天的需求量约为10~13mg，14岁以上需求量为11mg。妊娠妇女需求量为12~15mg，哺乳期妇女20~27mg。

然而，锌相对于钙和镁的来源非常广泛，可以说锌普遍存于各种食物，但动植物性食物之间，锌的含量和吸收利用率很大差别。动物性食物含锌丰富且吸收率高，如海鲜类都在1000mg以上，肉类、肝脏、蛋类则在30~70mg之间。而植物性食物的含锌量相对较低，如每千克大白菜、黄豆、白萝卜的含锌量在20~40mg之间；每千克稻米（糙）、小麦、小麦面、小米、玉米、玉米面、高粱面、扁豆、马铃薯、胡萝卜、紫皮萝卜、蔓菁、萝卜缨、南瓜等的含锌量在15~25mg之间；甜薯干的含锌量还不足10mg。

03 胆固醇平衡很重要

一般人们都知道，机体内的脂类物质主要分为两大类：一类是人体内含量最多的脂类——脂肪，主要包括甘油三酯，是体内能量的一种主要来源；另一类是除包括磷脂、糖脂外，还包括一种非常重要的胆固醇在内的类脂，是生物膜的基本成分，约占人体重的5%。

胆固醇又被人们称为胆甾醇。是由化学家本歇尔在1816年从胆石中发现并提取出的一种不溶于水，易溶于乙醚、氯仿等溶剂的生物。其溶解性与脂肪类似，而且广泛存在于动物体内，除了在脑及神经组织中含量最为丰富外，还大量存在于肾、脾、皮肤、肝和胆汁中。胆固醇是人体组织细胞所不可缺少的重要物质，但在压力长期过大的情况下，人体中的胆固醇会不断升高而失去平衡。

20世纪90年代，美国纽约大学的科学家在研究中发现，在生活和工作中常处在压力下的成年人，血液中的胆固醇增加速度和数量要超过受压力较小的人。其实在人们所承受的压力下导致胆固醇增加本来只是一种短期反应，但是长时间失去平衡，便会影响健康。

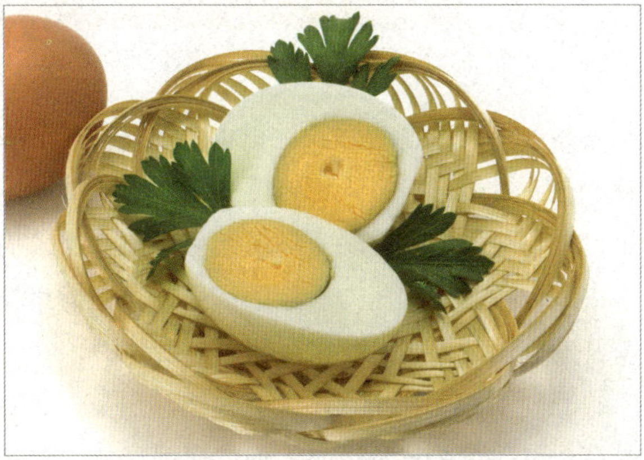

纽约大学的科学家对200位成年男女进行三年的追踪考察。在研究开始时，先让这些人做两次中等难度的试卷考试，试前和试后分别抽取他们的血样，测量其中的胆固醇变化情况。

三年后当科学家再次测量他们的血样时发现，在考试后胆固醇升高快的人，这时候的胆固醇明显高于其他人。尽管科学家排除了体重差异和部分个人生活习惯的影响，他们的胆固醇含量还是比其他人高出10倍左右。

而且研究还表明，胆固醇在体内有着广泛的生理作用。胆固醇是细胞膜的组成成分，参与了一些甾体类激素和胆酸的生物合成，它不仅参与形成细胞膜，而且是合成胆汁酸，维生素D以及甾体激素的原料。当其过量时便会导致高胆固醇血症，对机体产生不利的影响，如动脉粥样硬化、静脉血栓形成与胆石症与高胆固醇血症有密切的相关性。高胆固醇血症也是导致贫血和其他疾病的一个很重要的原因，而利用食物调节是控制单纯的胆固醇增高的一种最好的办法，由于许多含有胆固醇的食物中其他的营养成分也很丰富，如果过分忌食这类食物，很容易引起营养平衡失调。

胆固醇含量多的食物有：每100g蛋黄中含胆固醇1 100mg 左右，每100g动物脑、动物肝肾中含胆固醇400mg左右，每100g墨斗鱼含胆固醇600mg左右，每100g蟹肉中含胆固醇200mg左右，每100g蟹黄中含胆固醇450mg左右。

然而，每天吃多少胆固醇才可以达到身体内的平衡状态呢？一般认为健康成人和不伴有冠心病或其他动脉粥样硬化病的高胆固醇血症患者，每天胆固醇的摄入量应在200~300mg之间，而伴有冠心病或其他动脉粥样硬化病的高胆固醇血症患者，每天胆固醇的摄入量应在100~200mg之间。

总而言之，长期的压力可使人体内的胆固醇越积越多，而只有适当地调整生活节奏，使身体中的胆固醇得到平衡，才能更好地缓解压力收到积极的效果。

04 千古名方"血清素"降压提神不虚传

现在所有人的生活实况基本上都是在为三餐、为学业、为生计而忙得不可开交、透不过气来，人人都像压力煲一样，情绪压抑的导火索随时都可能被点燃。虽然人们对于客观的现实环境无可奈何，但人们可以调整自我，以愉快的心情来消灭来自各方面的压力。除了运用恰当的情绪疏导方法外，还有一种能使人们心境开朗、情绪稳定的秘密武器——食物。

面对失败与挫折很多人会失望和沮丧，面对不适的环境有些人会气愤、影响情绪，然而这些只不过是人们的表面现象，但在这些表面现象的背后，人们的情绪还受身体内的很多物质的操控。例如，我们身体内的激素或化学物质都不同层次地影响着我们的情绪，而我们身体内的一些物质必须通过食物来获取，所以说人们的情绪与食物有着十分密切的关系。

有关研究显示，人们身体内影响情绪的主要物质有血清素和甲肾上腺素。血清素又被称为5-羟色胺，是体内产生的一种神经传递素，而神经传递素是神经细胞用来互相传递信息的一种混合物质。换句话就是说，是神经之间用血清素作为相互交谈，传递信息的一种渠道。而且血清素在人体内有着非常重要的作用，不但可以保持精神稳定，使人获得满足的感觉，还可以让人拥有非常舒适的睡眠。然而一旦缺乏血清素，不仅影响人们的正常生活，如精神不济、食欲下降、焦虑不安等，甚至还可以引发多种疾病，如恐慌症、焦虑症等精神疾病。

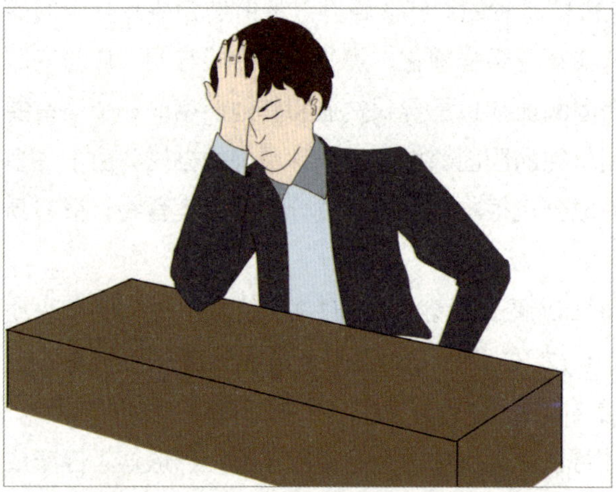

因此，有些营养学家研究表示，人们可以通过食用一些天然食物来保持精神稳定，这是由于有些天然食物（如菠萝、核桃、香蕉、蘑菇等）中含有丰富的血清素可以增加身体内的血清素含量，而且还有一些天然食物的营养素（如生物

素、维生素B_6、维生素C、复合碳水化合物等）可以帮助身体制造血清素。

在人们脑部用来制造血清素的一种必需的重要物质——蛋白质中的色氨酸，就是人体不能自行制造的一种物质。因此，需要通过食物来获取。含有丰富色氨酸的食物有：香菇、小米、黑芝麻、麦类食品等。此外，鸡肉、鸡蛋中也含有丰富的色氨酸或蛋白质，是增加脑部血清素的重要食物。但不能过多，通常情况下，成年男性每人每天应摄取50~60g，而成年女性每人每天应摄取40~50g，如果摄取过量同样可导致疾病，如肥胖、肾脏负荷加重等。

05 蛋白质是生命的物质基础，更是祛烦减压的宝石

蛋白质是构成人体的重要原料，也是一类重要的营养素。恩格斯曾指出，生命是蛋白质的运动形式，在人体各个器官、组织和体液内，蛋白质都是必不可少的成分，约占正常人体重的17.5%。

蛋白质是由20余种氨基酸构成的，其中8种被人们称为“必需氨基酸”，是人体合成速度较慢或根本不能合成的，只能通过食物蛋白质的提供来满足机体的需要，剩下的10多种被称为“非必需氨基酸”，是人体可以自行合成的。

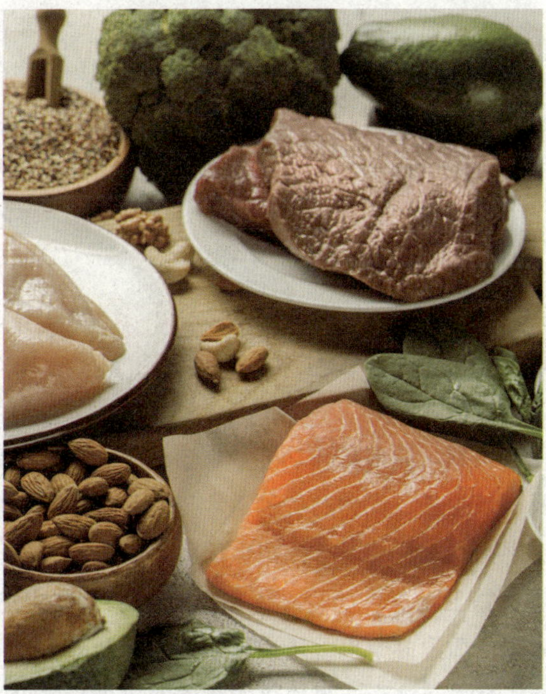

随着现代社会的飞速发展，人们工作和生活的压力越来越大，对拥有强健体魄和充沛精力的愿望也更加强烈，而蛋白质在免疫与抗疲劳方面的作用日益受到人们的重视。它的存在与生命的各种活动紧密联系，例如参与机体构成、参与机体的代谢过程等。蛋白质

在体内的多种生理功能可归纳为五方面。

第一，提高身体免疫力。关于蛋白质与提高身体免疫力方面，在很早以前人们就有所了解，不过以往的认识比较片面，人们只知道免疫球蛋白、细胞因子、转运蛋白等人体内的大多数免疫物质和组织器官的自然屏障都是由蛋白质、氨基酸构成。但近年的研究发现，蛋白质可以有效预防致病微生物对机体的入侵，例如连续分泌的黏液糖蛋白在最容易受损伤的肺和小肠的表面发挥重要的屏障功能，而且蛋白质及氨基酸还可以提高机体的免疫能力，通过其他机制维持机体的免疫保护作用。

第二，消除疲劳。疲劳是长期过重的各种压力使人们身体内的组织、器官的机能或反应能力减弱，从而影响机体的各个系统，最终导致全身机能的失衡或障碍。在前面我们已经讲过，要减轻压力，在饮食营养方面首先要注意平衡，可以通过科学有效的食物减压法，使人体获得足够的营养保证新陈代谢的进行。然而在营养均衡的基础上，蛋白质的供应也是不容忽视的。因为蛋白质是人体正常生理功能重要的物质基础，合理的蛋白质营养对于提高人体的抗疲劳能力有很大的作用。

第三，促进生长发育。蛋白质对于婴幼儿、儿童和青少年的生长发育都起着非常重要的促进作用，这是因为蛋白质是构成细胞、组织和器官的主要材料，而且成年人的身体组织也同样离不开蛋白质，例如，小肠黏膜细胞每30个小时左右就可更新一次，血液红细胞每3个月更新一次，头发和指甲等也在不断地分解和合成进行更新。因此蛋白质对身体受伤后的修复和补充也是十分重要的。

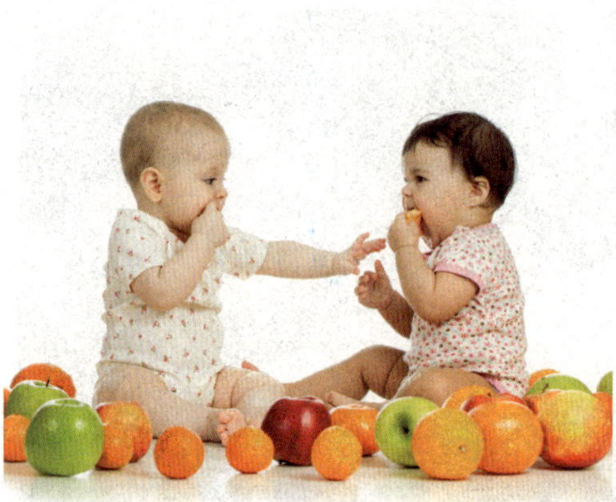

第四，调节身体功能。蛋白质是构成体内新陈代谢过程中起催化作用的酶以及调节生长、代谢的各种激素与有免疫功能的抗体的重要物质。此外，人体内酸碱平衡和水分的正常分布也都重要蛋白质的维持。

第五，提供能量。蛋白质是提供人体中能量的主要来源之一，当人体中摄入蛋白质过多，也就是说当人体的需要与食物中蛋白质的氨基酸组成和比例不符合，超过身体合成蛋白质的需要时，多余的食物蛋白质就会被当做能量来源氧化分解放出热能。此外，陈旧破损的组织和细胞中的蛋白质在正常代谢过程中也会分解释放出能量。每克蛋白质可产生3千卡左右的热能。

蛋白质的来源是比较广泛的，植物性食物和动物性食物中都含有丰富的蛋白质。动物性食物中含有丰富蛋白质的有：奶、蛋、鱼、瘦肉等，而且质量也相当高。植物性食物中含有丰富蛋白质的主要是谷类和豆类。虽然谷类是我们的主食，并且是我国人民膳食蛋白质的主要来源，但其蛋白质的含量只相当于豆类的10%左右。此外，蔬菜水果等食品蛋白质含量也很低，在蛋白质营养中作用很小。

人们每天的摄取量与食物中蛋白质的质量有关。如果蛋白质主要来自动物性食物（奶、蛋等食品），则每人每天的摄取量应为0.8g左右。然而我国90%的人都是以蛋白质质量较差的植物性食物为主，则每人每天的摄取量应为1.1g左右。另外，也可用占总能量摄入的百分比来表示人体每天的需求量。在能量摄入得到满足的情况下，对于成年人来说，每人每天摄取的蛋白质所提供的能量应占总能量的11%左右，而生长发育中的青少年每人每天摄取的蛋白质所提供的能量则应占总能量的15%左右。

06 豪华落尽见真醇 碱性食物抗疲劳

在我们日常生活和工作中，很多人熬夜加班，以致睡眠不足、精神不振、食欲下降，自身免疫能力明显不足，常常会感到浑身上下疲惫不堪。通过饮食消除疲劳是一个不错的选择，那么吃什么才能缓解我们的疲惫呢？我国养生保健协会的有关专家表示：“适当食用碱性食物可以消除疲劳。”

然而如何区分酸性食物和碱性食物呢？判断食物的酸碱性，不但根据人们的味觉判断不出来，而且根据食物溶于水中的化学性也判断不出来，主要取决于人们饮食后最终生成的代谢物呈酸性还是呈碱性。蛋白质、脂肪和糖类是酸性食物中含有的丰富的成酸元素，在体内代谢后形成酸性物质，可降低血液、体内的pH；而含有丰富的钾、钙、钠、镁等元素的蔬菜和水果，在体内代谢后生成碱性物质，能阻止血液向酸性方面变化。由此不难看出，碱性食物通常是酸性的水果、蔬菜和五谷杂粮等食物，而酸性食物通常是不酸的鸡、鱼、肉、蛋、糖等食物。

一般情况下，正常人体内是一个弱碱性的环境，也就是说pH在7.4左右。而当人体处于长期压力出现疲劳状态时，体内代谢后产生的酸性物质会聚集，导致麻木不仁，思维迟钝，肌肉酸软，疲惫不堪。此时若单纯食用富含酸性物质的肉、蛋、鱼等，会使体液更加酸性化，不利于疲劳的解除。因此，多吃碱性食物，使体内酸碱达到平衡，就能缓解身体疲劳，减轻心理压力。我们常吃的食物中属于碱性的有：蔬菜、水果、菌藻类（如海带、木耳、菠菜、胡萝卜、芹菜、白菜）等。

新鲜的蔬菜中含有丰富的维生素和矿物质。如胡萝卜、菠菜、油菜、盖菜、番茄、南瓜等深色的蔬菜中都含有丰富的胡萝卜素。这是维持良好视力、健全皮肤、黏膜等的必要元素。而且蔬菜中还含有丰富的人体必需的矿物质——钙、钾、镁等，这些都是最好的碱性食物。这些碱性离子伴随食物进入体内后，可维持体液健康的弱碱性内环境，保持人们头脑清醒、思维敏捷。因此每人每天应该吃进400~600g左右的蔬菜，略多一些也可以。

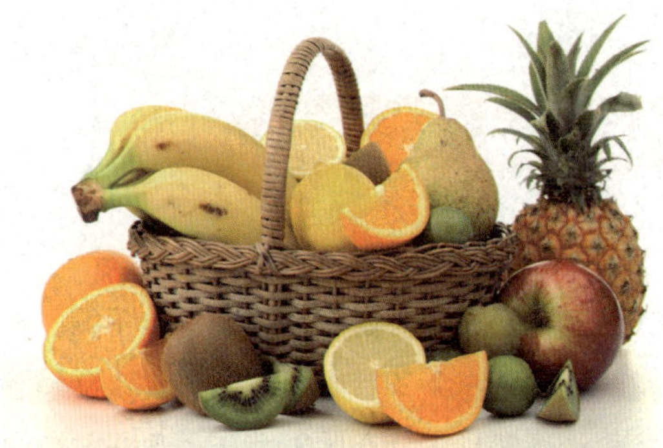

水果和蔬菜是不能相互代替的。虽然水果吃起来让人感觉是酸的，但在体内氧化分解后的最终产物是碱性物质，故也属于碱性食物。如菠萝、草莓、苹果、梨、西瓜等，这些水果可以消除大脑和心理疲劳，改善大脑供氧，迅速缓解人的不良情绪，还可以滋阴润肺，可以说是提高免疫力的天然“药物”。每人每天应该吃进体内150~300g的水果。但是不要吃太多有“天然白虎汤”之称的西瓜，因为西瓜是属于阴凉性的水果，如果吃过多的西瓜，有便溏、腹泻的可能。

另外，醋也是消除疲劳的药方。我国养生保健协会的有关专家表示，人们长期承受工作压力，难免身体疲劳，除适当补充一些碱性食物可以帮助消除疲劳外，醋同样具有独特的预防和消除疲劳的奇效。正常情况下，人体内环境是维持在一个中性或弱碱性状况中的。当长期承受过大的压力时，人体内会产生大量乳酸，从而导致人们产生疲劳感。而醋中的醋酸进入人体后，可促进乳酸的代谢，有利于乳酸进一步氧化，变为水和二氧化碳。此时，人体可通过尿和汗水将继续参与机体代谢的水排出，而二氧化碳则由肺呼出体外。醋还能帮助人体杀菌、消毒。如人们在吃凉拌菜或熟菜时，各种细菌、毒素易在体内聚集，使人容易感染胃肠道疾病，此时加入老陈醋可以杀灭病菌，避免胃肠道疾病的发生。而且醋中的乳酸、苹果酸、氨基酸、醋酸等有利于肝脏自身排毒、解毒。所以，在感到疲劳的时候吃点醋，不仅可以增进食欲，还可以排毒、解毒，帮你赶走疲劳。

此外，喝茶也是能有效消除疲劳的。茶中含有丰富的生物碱及咖啡因，并含有维生素C和其他营养成分，饮茶可增强呼吸机能，能提神、促进肾上腺素分泌，有助于解除疲劳。

07 膳食纤维减压增神令人爽

长期处于疲劳状态和承受过大压力往往会使人胃肠功能紊乱（如消化不良、慢性便秘）或患上心血管疾病。然而，有一种营养素可以有效地缓解压力、帮助消化，促进肠蠕动，减少胃肠疾病，维护肠胃和心脏的正常运作，这种营养素就是食物中的膳食纤维。

但在20世纪70年代以前，在人们的营养学意识中除了不能被消化的、吸收的食物残渣以及部分纤维素和木质素等“粗纤维”外，根本没有出现过膳食纤维一词。当时人们一直认为粗纤维对人体不具有任何营养价值，甚至还认为吃多了不仅会影响人体对食物中营养素的吸收，尤其是对微量元素，而且可引发身体病变，因此人们对其一直处于敌对状态。直到20世纪80年代以后，国内外一些知名营养学家通过一系列的调查研究，最终证明，那些被人们认为不能被人体消化吸收的“非营养”物质，其实对人体健康有着非常重要的作用，而且在预防人体某些疾病如消化不良、慢性便秘或心血管疾病等方面有着显著效果，与此同时，“粗纤维”一词才从人们的意识中彻底消失，并将其重新命名为膳食纤维。

膳食纤维是人们减少压力、健康饮食不可缺少的，纤维在保持消化系统健康上扮演着重要的角色。

第一，利于肠道通畅。由于膳食纤维具有体积大的特点，不但能促进肠蠕动，而且可缩短食物在肠道中停留时间，因此其中的水分不容易被吸收。再者，

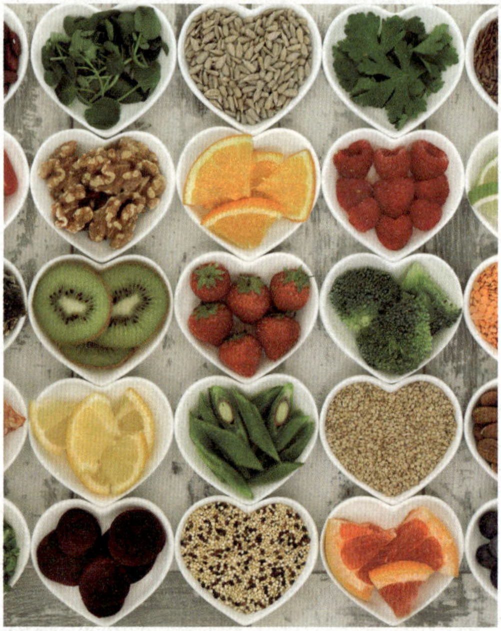

由于膳食纤维是由细菌在大肠内发酵，并可直接吸收纤维中的水分，所以可防止大便硬化，有利于肠道通畅。

第二，防止肥胖。一般在摄入食物中热能的数量增加或减少体力活动是造成人们肥胖的重要原因。然而提高人体中膳食纤维的含量，可降低摄入的热能，在肠道内营养的消化吸收也下降，最终可消耗掉体内大量脂肪进而起到防止肥胖的作用。

第三，预防癌变。医学家一致认为，由于摄入纤维素不足，以至于使致癌物质在肠道内停留时间长，和肠壁长期接触引发癌变。增加人体中膳食纤维的含量，不仅能降低癌物质的浓度，而且膳食纤维具有促进肠蠕动的作用，因此可大大缩短致癌物质与肠壁接触的时间，预防癌变。

第四，防治痔疮。大便秘结而使血液长期阻滞与淤积便可引发痔疮。而膳食纤维具有通畅肠道的作用，因此可使肛门周围的压力降低，促进血液流通，从而达到防治痔疮的效果。

第五，预防冠心病。由于膳食纤维中含有一些不能被吸收和消化的成分，如果胶和木质素等，而这些成分可结合胆固醇与胆酸，使其直接从粪便中排出，从而消耗体内的胆固醇来补充胆汁中被消耗的胆固醇，达到降低胆固醇的效果，从而起到预防冠心病的作用。

第六，降低血糖，预防糖尿病。近年来，经过一些学者的调查研究发现，膳食纤维的确具有降低血糖的功效。膳食纤维中的果胶可使食物在肠内停留的时间增加，并降低葡萄糖的吸收速度，可有效控制进餐后的血糖不会急剧上升。研究结果表明，如果每天在食物中加入25~27g食用玉米麸或大豆壳，经过一个月左右，血糖含量有明显改善。因此，在膳食中长期增加食物纤维，可起到降低血糖、预防糖尿病的作用。

第七，保健口腔，坚固牙齿。随着时代的发展，现代人所食用的食物也越来越“高档”——精、细、柔，因此口腔肌肉和牙齿的使用机会也就越来越少，甚至出现越来越多的牙齿脱落、龋齿等情况。而增加膳食中的纤维素，自然增加了使用口腔肌肉牙齿咀嚼的机会，长期下去，则会使口腔得到保健，牙齿得到坚固。

第八，防治胆结石。有关研究显示，如果每天给胆结石患者增加25g左右的食物纤维，28~30天左右即可发现胆结石缩小，这与胆汁流动通畅有关。这是因为胆结石是由于胆汁胆固醇含量过高而形成，而膳食纤维可结合胆固醇，促进胆汁的分泌、循环。因而可起到缩小胆结石，预防胆结石的形成。

膳食纤维主要包含半纤维素、纤维素、木质素、树脂以及果胶等，属于一种不易被消化的食物营养素，因此主要来自植物的细胞壁，是植物性成分，植物性食物是膳食纤维的天然食物来源，可以说来源极其广泛，在蔬菜水果、粗粮杂粮、豆类及菌藻类食物中含量丰富。

富含膳食纤维的植物有：玉米、小米、大麦、小麦皮和麦粉等杂粮以及糙米和胚芽精米。此外，根菜类和海藻类中也含有丰富的膳食纤维，如牛蒡、胡萝卜、四季豆、红豆、豌豆、薯类和裙带菜等。膳食纤维在蔬菜水果、粗粮杂粮、豆类及菌藻类食物中含量丰富。随着人们对膳食纤维与人体健康关系的认识的不断深入，一些高纤维食品越来越受到青睐，菌藻、果蔬在膳食结构中的比例逐渐增加。在现代食品工业中，以米糠、麦麸、黑麦、燕麦、豆渣等富含膳食纤维的原料，经过系列加工制取相应的食物纤维产品，既可开发出直接口服的食疗型纤维制品，又可用作食品添加剂，诸如作为品质改良剂及膳食纤维强化剂添加到酸奶等发酵食品、面包等焙烤食品之中。

国际相关组织推荐的膳食纤维素日摄入量为：正常人群每人每天摄入量应为25~30g，成年人每人每天摄入量适宜在30g左右，青少年以及儿童每人每天的摄入量应为年龄数加5~10g，但不可超过30g。

08 甜食之功 天下无敌

上班族一般都有过这样的经历，一到下午总感到工作效率总是提不上去，思维跟不上，脑子乱极了，情绪低落，心理压力很大。其实这是工作中的人普遍存在的一种现象，当集中精力忙碌数小时后，可能会过度消耗大脑的能量，因此出现头脑失去活力、精神不济的情况。

从事进出口贸易的吴女士的公司每到十一二月份，就异常忙碌。每天要应对大量报货单为客人核对数据，吴女士感觉心中就像压了块大石头，无法轻松面对。

几周前，同事从山东旅游回来，带了许多当地的甜食特产。在工作间隙突然尝到美味的甜品，让吴女士顿时感觉轻松了不少，随后的几天，吴女士特地买了许多甜食放在抽屉里，只要有空闲就拿出来吃。一块饼干、一包薯片都让她感觉很舒服工作起来也轻松了不少。

为什么甜食可以缓解压力，使大脑保持活力呢？由于人们身体中的新陈代谢是以单糖——葡萄糖作为“燃料”的，通常人们的消化首先将所有长链碳水化合物分解成这种基本物质。因此，单糖和双糖完全进入血液中并导致血糖快速上升，而多糖却需逐渐分解，所以只能逐渐进入人的血管中。血糖升得越高，下降速度越快。这种反应过程对新陈代谢而言不如说是一种负担：如果血糖升得很高，就要释放出许多胰岛素，胰岛素快速将糖运到细胞内，于是又快速出现糖的重新下降，同时快速造成饥饿感。另一方面，血糖水平低，也会引起情绪不振，会变得感情软弱和疲乏不堪。因此，要使血糖水平维持在相当稳定状态，必须通过甜食供给糖分，如面、全麦制品、水果和蔬菜，它们能将糖适量、持续而又稳定地供给大脑，使大脑保持活力。

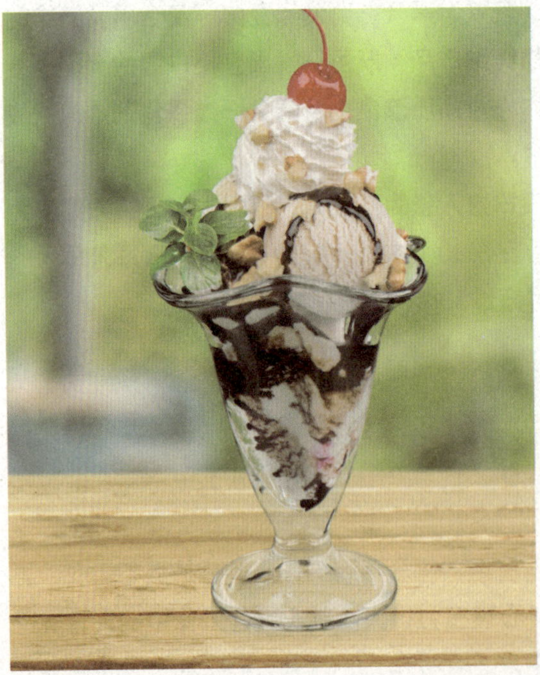

此外，碳水化合物和胰岛素也影响着血清素的生产。由于碳水化合物而引起血清素水平升高，可使我们情绪稳定和变好。如果我们稍有饥饿感，不妨吃点甜食，如坚果、牛轧糖、奶油蛋糕等食物，这样会对工作效率的稳定和情绪的提高有一定的效果。因为这些碳水化合物很快就会被运送到细胞内，即可转变为对工作效率和情绪的储备。

有一项对小老鼠的研究表明，如果每天对这只小老鼠注射两次糖水，一直注射两周以后发现，即使在研究人员刻意制造的压力环境下，这只老鼠也不再像以前那样四处乱撞，表现得那么烦躁不安了。由此可见甜食可能有助于缓解压力，这也是研究人员当初始料不及的。

著名的心理学家胡慎之深有体会地提到："面对长期严重的压力时，除了通过宣泄可以达到释放过度压力外，也可以通过培养正面的快乐情绪来慢慢地将烦躁、恼怒的情绪缓解，以至消除。除了适当的自我心理暗示之外，一些日常生活中的食物，亦有效辅助情绪的改善，尤其是进食甜食，其实也是一项快速有效的减压方式。因为人们的快乐兴奋感可以通过甜腻的食物获得增加，而且甜食通常味道鲜美，也可以使人产生身心愉悦的感觉。"

随着社会的快速发展人们的生活节奏也变得越来越快，繁忙的都市人在紧张工作的同时，更应该多关注一下自己的身体健康和心理健康，不妨吃一些甜食及时补充能量，使自己的头脑始终保持活力状态。

09 胡萝卜素是提高免疫力的"太医"

胡萝卜是一种家常蔬菜，不但质脆味美，而且营养丰富，古代医学家李时珍曾称之为菜蔬之王。由此可见，胡萝卜是自古代起就开始种植的一种根茎类植物，但由于是从国外引种而来，所以古代人给它冠以一个"胡"字。而胡萝卜素的得名则是由胡萝卜的颜色而决定的——经过科学家的分析，胡萝卜的橘红色色素是一种化学物，因此人们就将它命名为胡萝卜素，并一直沿用到今天。

很多年以前就曾有人研究发现，胡萝卜中的胡萝卜素能有效预防过敏反应，如花粉过敏症、过敏性皮炎等。研究人员对两组老鼠进行实验，给一组实验鼠喂普通饲料，而给另一组实验鼠喂的饲料每10g中添加了0.2mg胡萝卜素。经过一段时间后，研究人员用药物刺激实验鼠，使它们出现过敏反应，然后分析实验鼠的症状和广泛存在于全身组织细胞中的组胺的浓度。由于抗原抗体反应或受到某些物质和物理刺激，组胺从细胞中释放出来，与各种靶细胞中的特异受体结合，产生一系列生理反应，即人们常说的过敏反应。专家们发现，从未摄入过胡萝卜

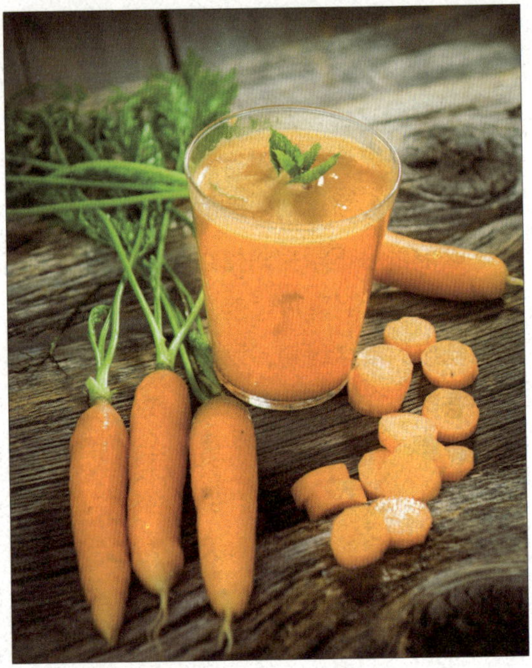

素的实验鼠体内组胺的含量较多。从这些实验鼠的脾脏中取出细胞培养并加以分析，发现胡萝卜素能调节细胞内的平衡，使实验鼠较难出现过敏反应。

而且近年来胡萝卜素也受到医学界空前的关注。英国科学家的最新研究证实：胡萝素有助于提高人体免疫能力；并且，如果一个人每天吃1~2根胡萝卜，可使血中胆固醇降低15%左右；如果每天吃3~4根胡萝卜，对预防心脏疾病和肿瘤有奇效。换句话说，在膳食中经常摄取丰富胡萝卜素的人群，患动脉硬化、某些癌肿以及退行性眼疾等疾病的机会都明显低于摄取较少胡萝卜素的人群。

英国科学家还通过对很多动物的实验证明了另一个观点：眼底的黄斑决定眼睛视力好坏。如果这个部位没有足够的胡萝卜素，也就得不到足够的保护与支持，就会发生退行性的病变，不但会出现老化现象，而且视力也会衰退，甚至最终发生夜盲。虽然医学界认为这种表现是人们开始衰老的一种象征，是老年人最容易患的一种疾病，但却同时指出通过摄取足够的胡萝卜素是可以有效预防这种退行性眼疾的。

英国科学家的这一重大研究发现，让人们对胡萝卜素有了更新的认识。胡萝卜素不仅是提高身体免疫能力、实现均衡营养所必需的物质，同时还有助于人们预防疾病、延长寿命，提高生活质量。

富含胡萝卜素的食物有：黄绿蔬菜、胡萝卜、红心甜薯、蛋类、豌豆苗、黄色水果、青椒、菠菜、动物肝脏、鱼肝油、乳制品、牛奶、奶油等。

胡萝卜素的正常摄取量为：就一般成年男性而言，每人每天应摄入10g左右，相当于每天需食用半根胡萝卜或1片杧果或1根芦笋或80个柠檬；11~16岁少女每人每天应摄入4~5g；17岁以上的女性每人每天应摄入量为4g左右。

第二节 快乐食物——扫除你心头的阴霾

世界卫生组织研究发现，现代人或多或少都存在有轻微的焦虑、抑郁等症状。任何一个人都不可能心想事成、万事如意，家庭因素、经济因素、人际因素以及工作或学业的困扰等都会令人感到挫败与压力，这是使人焦虑、抑郁的根本。

其实，借由饮食及日常生活保养可以有效改善这一现象，扫除你心头的阴霾。有很多食物都可以起到很好的抗压作用：含维生素B群以及色氨酸的食物可减轻人的沮丧、不安、倦怠等情绪症状；含矿物质钙、镁、锌以及维生素C的食物，能减轻神经质、焦虑不安等。含有这些营养素的食物都有助于纾解压力和增加脑中血清素的制造，从而降低人对压力的感受度，使人产生快乐的情绪。

因此，现代人应在平日的饮食中就注意多摄取含维生素B群、维生素C，以及矿物质钙、镁、锌等营养素的食物，提升快乐指数，远离心头阴霾。

在下面的内容中，你将一一认识这些食物。

01 菠菜——为好情绪遮风挡雨

人生在世，没有人能保证自己总是开开心心，永远拥有好心情。

某些意想不到的事情发生、一些工作的压力，或是情绪无法舒解、对未来感到迷茫……

心情不好，会影响到很多东西。

心情不好，你就没有精力去应对工作；心情不好，就会影响到你的人际关系，因为你的情绪会感染身边的人；更严重的是，心情不好将会影响到你的身体健康，如影响心脏功能和食欲等等。

心情不好的时候，我们该怎么办?

菠菜不仅能令动画片中的大力水手产生无穷的力量，而且绿油油的菠菜还能为我们的好情绪遮风挡雨，令我们的心情大好。

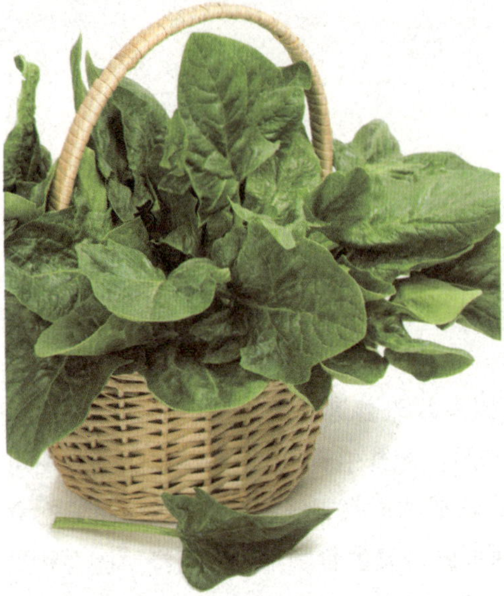

菠菜又称菠薐、波斯草，属一年生或二年生藜科草本植物，主根发达，肉质根红色，味甜可食，主要以叶片及嫩茎供食用。早在两千多年以前已有栽培，原产伊朗，后传到北非，由摩尔人传到西欧的西班牙等国。我国是在唐代开始菠菜的栽培。

菠菜不仅含有大量人体所需的铁质，更富含人体不可或缺的叶酸。现代医学研究证明，人连续五个月无法摄取足够叶酸，就会出现无法入睡、暴躁易怒、情绪低落等症状，长此下去就会导致精神疾病，如抑郁症以及早发性痴呆症等。这是因为，血清素是人情绪的稳定剂。人一旦缺乏叶酸，脑中的血清素含量就会降低。

中国古人曾称之为“红嘴绿鹦哥”。相传清代一皇帝在江南微服出游时，在百姓家中吃到一道可口的菜。回宫后皇帝要御厨如法炮制，菜名为“金镶白玉板，红嘴绿鹦哥”。这其实就是菠菜烧豆腐的美名。宋朝伟大诗人苏东坡也曾以菠菜作诗：“北方苦寒今未已，雪底波棱如铁甲，岂知吾蜀富冬蔬，霜叶露芽寒更茁。”古代阿拉伯人也称它为“蔬菜之王”。《本草纲目》中认为，食用菠菜可以“通血脉，开胸膈，下气调中，止渴润燥”。

02 燕麦——让精神不再失落

人生活在社会，难免都会不同程度地遭遇孤独、交通阻塞、经济危机、工作压力、人际关系等困扰，因此每个人或多或少皆有过焦虑的经验。

生活节奏越快，焦虑就会越多。可以说，焦虑是现代社会的一种常见病。

现代医学指出，焦虑大多是由长期的紧张而引起，是机体面对危险时自动采取的一种准备方式。可是，当产生无来由的焦虑或焦虑过度不可自控时，就是一种病态。

虽然一些短暂的逆境不会对我们的身体产生什么大的影响，但如果长期处于焦虑中，就会严重威胁到我们的健康，使我们的身体崩溃。因为，当我们处于焦虑状态时，大脑就会分泌过量的亲肾上腺物质激素，抑制白细胞对抗菌细胞的制造。

某项社会报告指出，婚姻不美满、生病以及亲人过世等刺激是最能令人产生焦虑感的原因。一个人面对这类刺激与打击越多，就越容易发病。长期处于焦虑状态可导致人生理和心理上的疾病。轻可致头痛、胃灼热、消化不良、下痢、憩室炎、失眠、疲劳甚至脱发等症状；重可致局部性回肠炎、忧郁症、高血压、高胆固醇、阳痿、胰脏毛病、溃疡、免疫系统衰弱、酸中毒甚至癌症产生。

可见，焦虑不容忽视。

那么，有什么食物可以对抗焦虑?

燕麦。就是我国的莜麦，俗称油麦、玉麦，一般分为带稃型和裸粒型两大类。世界各国栽培的燕麦主要以带稃型的皮燕麦为主。我国栽培的燕麦主要以裸粒型的裸燕麦为主，裸燕麦的别名颇多，在我国东北地区称为铃铛麦；西北地区称为玉麦；华北地区称为莜麦；西南地区称为燕麦，有时也称莜麦。

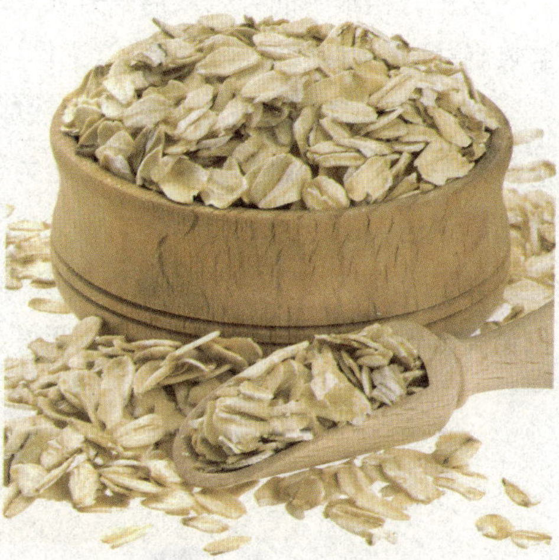

燕麦是一种低糖、高营养、高能食品。燕麦中含有的丰富的维生素B能帮助平衡中枢神经系统，使人渐渐平静下来，从而起到减轻焦虑的作用。此外，它还可以改善血液循环，缓解生活工作带来的压力；含有的钙、磷、铁、锌等矿物质有预防骨质疏松、促进伤口愈合、防止贫血的功效，是补钙佳品。

在《时代》杂志评出的十大健康食品中，燕麦名列第五。燕麦经过精细加工制成的麦片，食用更加方便，口感也得到改善，成为深受欢迎的保健食品。

因此，如果你经常感到焦虑，可以在每天早上冲上一碗麦片粥。

03 粗粮——进贡五脏六腑的使者

养生专家指出，快节奏的生活，能导致压力增大、精神紧张，人长期处在这样一种状态中，容易患上神经功能性紊乱，从而出现胃肠蠕动减慢，消化液分泌减少，导致食欲下降或消化不良等症状。

由此可见，要改善这一情况，减压是关键。食物中的膳食纤维能有效促进消化与排泄、调节血糖、降低血液中胆固醇和甘油三酯的水平，有效预防肠癌、糖尿病、高血压、心脑血管等疾病。因此，膳食纤维是天然、有效的保健食品，而粗粮是膳食纤维的丰富来源，含有大量的粗纤维，当之无愧是最好的减压食物。

粗粮是相对我们平时所吃的精米白面等细粮而言的，主要包括各种干豆类，如黄豆、青豆、赤豆、绿豆等以及谷类中的玉米、小米、紫米、高粱、燕麦、荞麦、麦麸等。吃粗粮时有几点值得注意。

第一，粗粮中的纤维素需要有充足的水分做后盾，一般多吃1 倍纤维素，要多喝1倍的水才能保障肠道的正常工作。因此，要及时喝水。

第二，要循序渐进吃粗粮，突然增加或减少粗粮的进食量，会引起肠道反应。对于平时以肉食为主的人来说，为了帮助肠道适应，增加粗粮的进食量，应该循序渐进，不可操之过急。

第三，每人每天粗粮的摄入量以30~60g为宜，最好搭配荤菜吃粗粮。当我们每天制作食物时，除了顾及口味嗜好，还应该考虑荤素搭配，平衡膳食。

04 花椰菜——外来的和尚会念经

花椰菜又称花菜、菜花。原产地中海沿岸，19世纪传入我国，栽培面积不断扩大。时至今日，花椰菜不仅早已成为世界性蔬菜，而且也成为我国菜园里的一种主要蔬菜了。

花椰菜性平、味甘，含有大量的胡萝卜素、纤维素、维生素A、维生素C，以及钙、硒、钾等矿物质，多吃可以振奋肝脏功能、促进胆汁分泌、增强抵抗力、减少罹患心血管疾病及数种癌症的概率。

可以说，花椰菜是现代人健康的理想蔬菜，特别是对于那些应酬过多、睡眠时间不规则的人，多吃花椰菜能有效减轻身心疲劳。

05 萝卜——来自地下的顺气“卫士”

生活中，人们常常出现头晕目眩、口苦舌燥、胸闷等症状，这是体内气不顺所引起的。要想消除这些症状，就应吃一些顺气的食品。

萝卜就具有宽中行气，清热消痰、下气生津的功效，能治疗胸闷、腹胀、呃逆等。在古代，萝卜被称为莱菔、芦菔、紫菘等，其在我国已有两千多年的种植历史，是一种被群众广泛食用的四季常菜。

萝卜既可当蔬菜烹调，也可做水果生吃，是人们餐桌上不可或缺的大众食品。萝卜颜色繁多，有白、红、绿等，形状有圆形和长形两种。《本草纲目》中提到：萝卜能“大下气、消谷和中、去邪热气”。

有句俗语这样说：“冬吃萝卜夏吃姜，一年不用医生开药方。”萝卜具有极高的营养价值和药用价值，其不仅含有丰富的维生素A、维生素C、糖、蛋白质、尼克酸以及钙、磷、铁等矿物质，还含有葡萄糖、胆碱、氢化黏液素等多种药物成分。

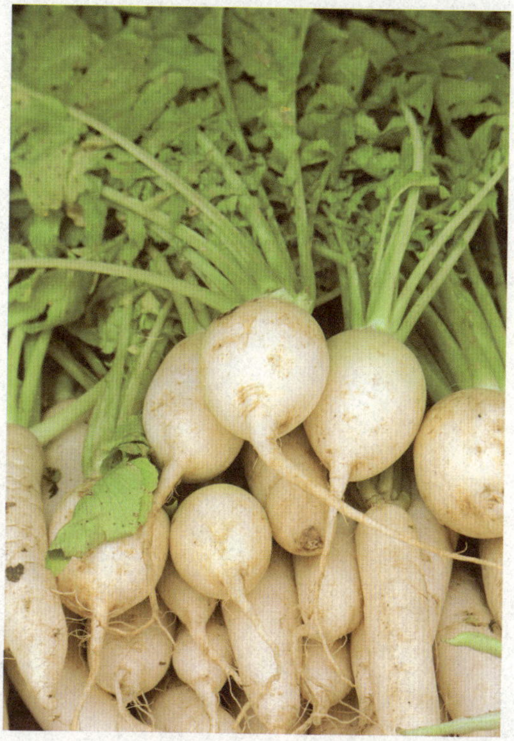

因此，萝卜在我国民间有着“小人参”之称。

萝卜无论是生吃，还是熟食，皆宜。生吃能助消化、增食欲、去油腻、消食顺气；熟吃养胃又不上火，能化解胃中的积食，促进消化，预防胃病和胃溃疡。

中医还指出，空腹吃萝卜胃肠易吸收，能激发红细胞活力，有助于清理汗腺污垢、调节体温，使皮肤清洁健康、光润嫩滑，发挥意想不到的健肤美容之功效。

所以，顺气宜多吃萝卜。

06 南瓜——心灵的“指南针”

南瓜为葫芦科植物，也称番瓜、倭瓜、金冬瓜、麦瓜。其含有丰富的蛋白质、钙、磷、铁、胡萝卜素、葡萄糖、碳水化合物、粗纤维、果胶以及维生素B_6。

果胶能帮助人体有效对抗环境毒物，消除细菌毒性、重金属以及放射性元素对人体的影响，且能显著改善消化道溃疡；维生素B_6和铁能将人体内储存的血糖转变成葡萄糖，而葡萄糖又正是人脑部唯一的燃料，是好心情的源泉。

另据报道，“南瓜热”正风行于日本的大街小巷。南瓜不但被广大妇女称为“最佳美容食品”，而且适合不想肥胖的中青年食用。其原因在于南瓜维生素A含量胜过绿色蔬菜。此外，吃南瓜还可以预防高血压以及肝脏和肾脏的一些病变。

07 香蕉——感染你的快乐精灵

香蕉属芭蕉科植物，又称甘蕉、芎蕉。香蕉盛产于热带、亚热带地区，是人们非常喜爱的水果之一。因它能解除忧郁，欧洲人将香蕉称为“快乐水果”。它含有丰富的矿物质钙、磷、铁、钾、镁以及丰富的纤维、碳水化合物、蛋白质、淀粉、胶质、维生素A、维生素B_6、维生素C、维生素E、维生素P等，是一种药食俱佳的水果。

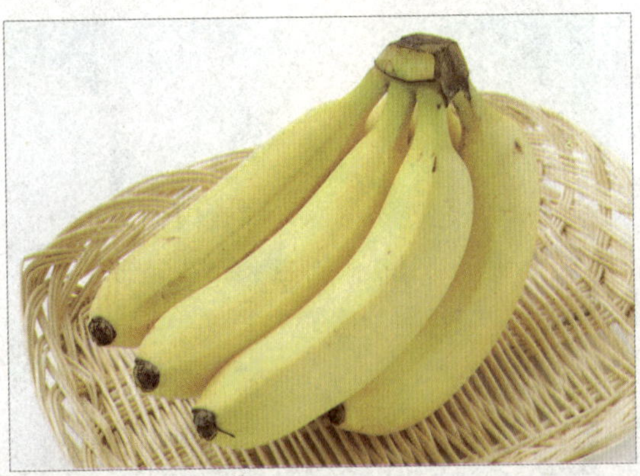

从中医角度分析，香蕉性寒、可清热润肠，促进肠胃蠕动。香蕉“一身都是宝”：果

肉、果皮、花、根都可入药，具有去热止渴、润肺止咳、清肠排毒、降压通脉等功效，能够有效防治胃溃疡、咳嗽、支气管炎、唇干舌燥、贫血、高血压、低血压、动脉硬化、冠心病、皮肤病、便秘等症，还能促进大脑分泌内啡化学物质，可治疗抑郁和情绪不安者，使人心情愉快。

这是因为，香蕉中含有一种特殊的能使人体内产生血清素（血清素能刺激人的大脑神经系统，有效稳定人的情绪，令人感觉快乐、兴奋与乐观）的叫作生物碱的物质。

俄罗斯科学家研究认为：香蕉含有很多能令人体“开心”的“激素”，常食香蕉能减轻心理压力、排除忧郁，是最合营养标准且能为人脸上增添笑容的快乐水果。

08 大蒜——坏口气，好心情

有句谚语说道：“大蒜是个宝，常吃身体好。”在20世纪90年代初，英国率先正式成立了“大蒜研究所”，其宗旨就是向全世界人民宣传大力宣传吃蒜的好处。他们指出，大蒜含有多达四百多种对人身体健康有益的物质。假如人想长寿，大蒜应该是日常饮食中不可缺少的食物。

大蒜为百合科葱属植物，别名蒜头、胡蒜、独蒜。现代医学经过研究也证实，大蒜集无数药用与保健成分于一身，富含多种硫挥发物、硫化亚磺酸酯类、氨基酸、肽类、甙类、酶类。而且，大蒜独具的蒜氨酸进入人体血液时就会变成能在瞬间杀死伤寒杆菌、痢疾杆菌、流感等病毒的强效大蒜素。

更值得一提的是，大蒜素与人体内的维生素 B_1结合能产生一种具有消除疲劳、增强体力、改善心情等奇效的物质——蒜硫胺素。

有很多人都不愿意吃大蒜，往往是因为害怕吃了大蒜以后嘴里的气味会比较重，从而在与人交流时影响到自身形象。其实，这种顾虑是完全可以得到有效解除的。例如，吃完大蒜后嚼一些绿茶叶或口香糖，或喝一杯咖啡、牛奶等，都可以起到很好的消除口气的效果。

其实，人体的很多疾患，都是因为血脂过高而引起的。许多食品往往都会引起血脂成倍上升，吃这些食物时如果吃一些蒜，则血脂不会有多大的变化。此外，吃脂肪含量高的食物，往往会令精神紧张，抽烟、喝酒往往会使血液变得黏稠，假如此时能吃些大蒜，就能使血液保持正常，预防高血压、心脏病、脑出血等疾病的发生。

此外，“大蒜研究所”的许多实验人员在研究大蒜对血和胆固醇的正面作用时，也发现人在吃大蒜后心情往往会得到明显改观，获得较强的幸福感。

最近，德国汉诺威大学的研究人员也研究发现，食大蒜者的焦虑、敏感、易怒及烦躁等症状往往较不食大蒜者少得多。大蒜的这一食疗作用与许多药物的严重副作用形成鲜明对比。

总而言之，大蒜的作用是多方面的，它虽然会给我们带来不好的口气，但却会给我们带来非常愉悦的心情。

09 草莓——镇定安神的“还魂丹”

草莓，属蔷薇科植物的果实，原产于南美、欧洲等地，又称洋莓、红莓、士多啤梨，含有丰富的果胶、果糖、蔗糖、葡萄糖、氨基酸、柠檬酸、苹果酸、钙、镁、磷、铁以及胡萝卜素、维生素B_1、维生素B_2、烟酸等营养素。

营养专家指出，100g草莓就含50~100mg维生素C，这比苹果、葡萄的维生素C含量高出了10倍以上。

草莓中的维生素C对人的意义重大，它不仅能缓解细胞间的松弛与紧张状态，令脑细胞结构坚固，皮肤细腻富有弹性，还能对坏血病、动脉硬化、冠心病、心绞痛、脑出血、高血压、高血脂、结肠癌等症起到积极预防的功效。

草莓中的钾、钠、铁等矿物质有助于促进人体新陈代谢，使血液流通，同时还有镇定安神的作用。

10 樱桃——找回快乐的“红色传奇”

樱桃属于蔷薇科落叶乔木果树，也称车厘子、牛桃、含桃，其颜色鲜红欲滴、玲珑剔透、营养丰富，具有极高的医疗保健价值。

大多数水果的含铁量往往较低，但樱桃却卓尔不群：100g樱桃中含铁量就将近60mg，居于水果含铁量之首。而且，樱桃中的维生素A含量比葡萄、苹果、橘子要多4~5倍。另外，樱桃中还含有丰富的蛋白质、碳水化合物、粗纤维、胡萝卜素、硫胺素、核黄素、维生素B、维生素C、尼克酸、抗坏血酸以及钙、磷、钾、钠、镁等矿物质元素。此外，樱桃中含有的硒，能有效振奋和协调人的精神与情绪。

英国某心理学家曾让100位志愿者服下100μg硒，发现受试者普遍反应精神状态好转，有效证实了硒对精神的振奋和协调有着强有力作用。

此外，心理学家也指出，红色食物往往能令人感觉快乐。因此，当你需要时，不妨试试让樱桃帮你把快乐找回来。

11 蔬菜——生吃生愉快

时下，一种“生吃蔬菜”的时尚渐渐在餐桌上流行，并为人们津津乐道。生吃，可以保留蔬菜的原汁原味，尤其能保证食品的维生素免遭流失和破坏。

不容置疑，很多蔬菜生吃的确更健康，因为那样能将其中的营养最好地保留。但这并不是说明所有的蔬菜都适合生吃，如：土豆、豆角和茄子等就必须烹饪煮熟后才能食用，否则就会发生中毒现象。

也许你会疑惑，这不是自相矛盾吗？不会。营养专家指出，只要是能生吃的蔬菜，最好是生吃，才能有效减少维生素的损失。比如柿子椒，每1000g柿子椒就含维生素C为70~120mg，含维生素A更是达40多个国际单位，假如我们每天生吃柿子椒50g，就足可满足身体一天的维生素需求。

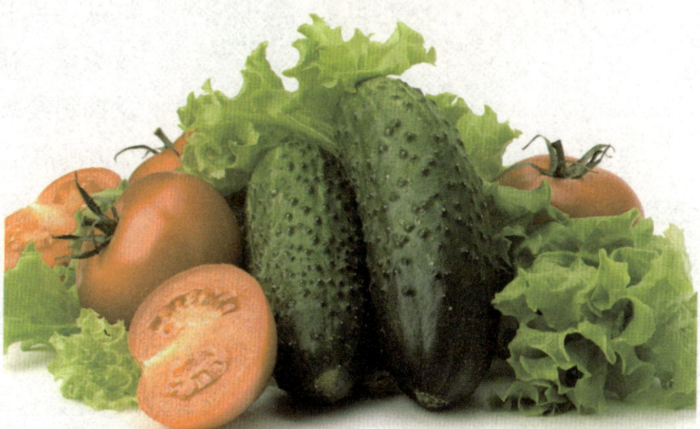

大白菜含有丰富的蛋白质、脂肪、钙、磷、铁等矿物质以及维生素A、B、C、D，生吃更能促进肠蠕动，有利于消食通便、利水下气和宽胸除烦解压力。

总之，蔬菜应该是能生吃就生吃，但需要提醒的是必须洗净。

12 橙子——小而不凡，抗压一流

橙子又名“黄果”、“金环”，属于芸香科柑橘属常绿乔木，原产中国南部，是最具有代表性的柑橘类果树，包括甜橙和酸橙两个基本种。

一直以来橙子都是大多数人爱吃的水果之一，它含有丰富的钙、磷、柠檬酸、橙皮甙、胡萝卜素、维生素C以及醛、醇、烯类等物质，特别是维生素C的含量最高，被称为“疗疾佳果”。

营养专家指出，一个中等大小的橙子就能够补足人体一天所需的维生素C，提高身体抵挡细菌侵害的能力，而且可以清除体内对健康有害的自由基，从而起到防癌的作用。

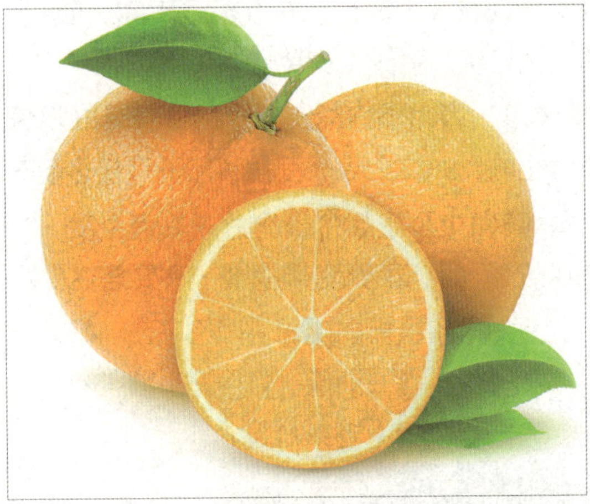

此外，橙子包含有60多种黄酮类以及17种类胡萝卜素，而且其抗氧化物质含量在所有水果中也是最高的。这些物质能有效抗炎症、软化和保护血管，促进血液循环，降低胆固醇和血脂，以及抑制凝血和抗氧化。

医学研究表明，人每天吃一个橙子就能增加体内高密度脂蛋白的含量，并将低密度脂蛋白运送到体外，从而降低患心脏病的可能，而且橙子发出的气味能有效帮助人们克服紧张情绪和缓解心理压力。

世界医学组织研究证实，橙子内所含的多种营养物质不仅能加速抗氧化、修护细胞、减少患冠心病、中风以及高血压的机会，对心脏能起到保护作用，还能促进我们体内肾上腺素的大量分泌，从而有效对抗压力。

13 芦笋——抗压减肥两不误

芦笋又叫“石刁柏”、“龙须菜”，原产于地中海东岸及小亚细亚。芦笋味道鲜美芳香，营养价值极高，是一种品味兼优的名贵蔬菜。有数据统计，1000g鲜芦笋中就含有7g粗纤维、25g蛋白质、2g脂肪、50g碳水化合物、330mg维生素C、1.8mg维生素B_1、0.2mg维生素B_2、1.5mg维生素B_6、17μg生物素、15mg烟酸、6.2mg泛酸、1.09mg叶酸、10mg铁、2.78g钾、220mg钙……

芦笋素有“菜中之王”的美誉，可炒、可做汤，肉质鲜美、口感极好，营养价值远远高于一般蔬菜，而且也具有较高的药用价值，是宴席上的珍贵菜肴。

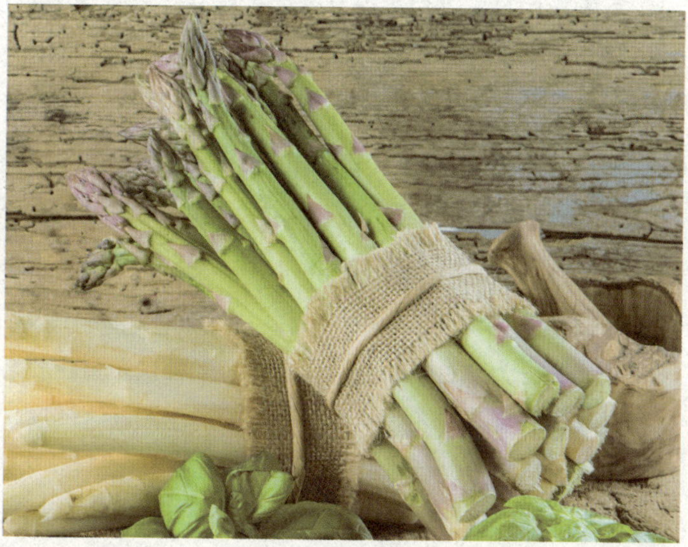

医学专家指出，芦笋中的多种维生素、甘露聚糖、碳水化合物以及蛋白质的质量都大大优于普通蔬菜，经常食用芦笋可以有效增强人体免疫力，预防和治疗水肿、膀胱炎、排尿困难、高血压、心率过速以及疲劳等病症。

此外，芦笋还具有很好的抗氧化功效，是营养美容抗衰老的佳品，并且对癌症也有一定的疗效。芦笋含有大量的水分和丰富的纤维素，能促进肠胃蠕动，帮助消化、增进食欲、排除毒素对于预防肥胖和缓解疲劳极有好处。

当然，芦笋还是肥胖患者的瘦身佳品。据悉，德国弗赖堡大学的草药研究小组证实了其功效。研究人员观察的对象主要是体重超标的高血压患者，他们服用了以芦笋根茎的提取物制成的药剂，经过4~6周后，大多数人的血压和体重都明显下降。所以，芦笋是燃烧脂肪的理想食品。

14 杏仁——"咬"它很发泄

杏仁也称杏、木落子，含有丰富的胡萝卜素、B族维生素、维生素C、维生素P、蛋白质、脂肪以及磷、钙、铁等营养成分。

杏仁具有生津止渴、润肺平喘的功效，能够对心血管系统疾病起到良好的防治作用。英国研究所的一项最新研究结果表明，胆固醇水平高的人以杏仁取代其膳食中的低营养密度食品，能有效起到降低血液胆固醇、保持心脏健康的功效。而且，杏仁中含量丰富的单不饱和脂肪与维生素E及膳食纤维发生作用，可以有效降低心脏病的发病危险。

更重要的是，杏仁中所富含的维生素B_2、维生素C和维生素E，都是能有效对抗制造忧虑的游离基的物质，是一种很好的减压食物。另外，用牙咬硬邦邦的杏仁，也不失为一种发泄情绪、缓解压力的有效手段。

15 牛奶——好的开始全靠它

牛奶被誉为"白色血液"，它含有多种优质蛋白质与氨基酸，极易被人体消化和吸收；它含有的乳脂肪质量最好，消化率高达95%，且含有大量的脂溶性维生素；矿物质和微量元素含量比例非常合适，且都是处于溶解状态，消化吸收率高达98%。

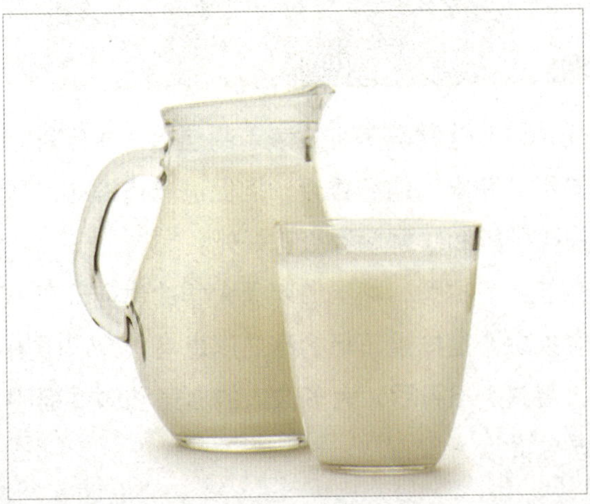

据统计，每100g牛奶含水份87g，蛋白质3.3g，脂肪4g，碳水化合物5g，钙120mg，磷93mg，铁0.2mg，维生素A140个国际单位，维生素$B_1$0.04mg，维生素$B_2$0.13mg，尼克酸0.2mg，维生素C1mg。可供热

量69kcal。

牛奶中所含的铁、乳清以及维生素A，可有效抑制面部皱纹的产生，使皮肤保持光滑滋润，起到美容养颜的作用。

牛奶中的维生素B_2，能提高视力。

每天早晨喝一杯牛奶，能令人有一个好的开始，精力充沛一整天，而且镇定安神，使动脉血管壁在血压增高时保持稳定，有效预防中风危险和防止动脉硬化。

16 蓝莓——忧郁一扫而光

蓝莓原产于美国，其果实果肉细腻、甜酸适口、香气宜人，种子极小，果皮呈美丽的蓝色且外裹一层白色果粉。

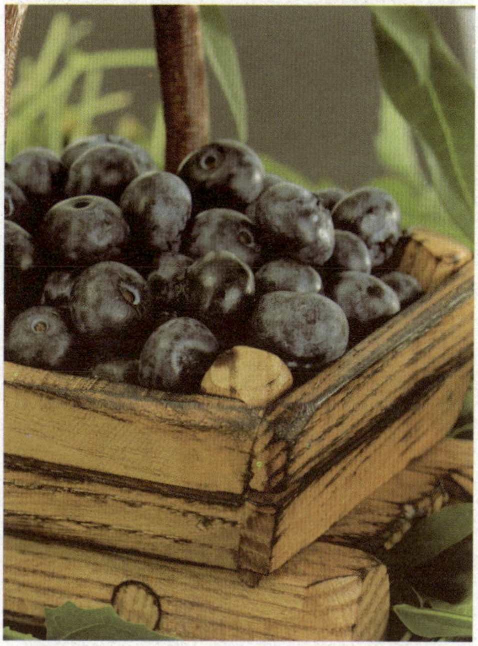

蓝莓富含维生素A、维生素B、维生素C、维生素E、熊果苷、蛋白质、花青苷、食用纤维、糖、酸、SOD以及丰富的钾、铁、钙等矿物质元素。

据分析测定，100g蓝莓中就含有500mg蛋白质、500g脂肪、13mg碳水化合物、163mg花青苷色素，且维生素以及微量元素含量都远远高过其他水果。1克蓝莓鲜果中含钙220μg、磷98μg、镁150μg、锌3.2μg、铁7.6μg、锗0.8μg、铜3.2μg。

可以说，蓝莓是一种高维生素、高钙、高铁、高铜、高锌的营养保健果品。研究发现，蓝莓不仅具有良好的营养保护作用，还具有防止脑神经老化、强心、抗癌、软化血管、增强人体免疫等功能。

此外，美国营养学会研究发现，经常吃蓝莓的人们往往乐观开朗，很少有抑郁症患者。

总之，蓝莓高纤维、低热量、高维生素C，大家多吃蓝莓，让忧郁一扫而光吧。

17 牛肉和金枪鱼——为“肉食者”奉献

牛肉含有大量的蛋白质，且脂肪含量很低，味道鲜美，是受中国人喜爱的肉食之一。

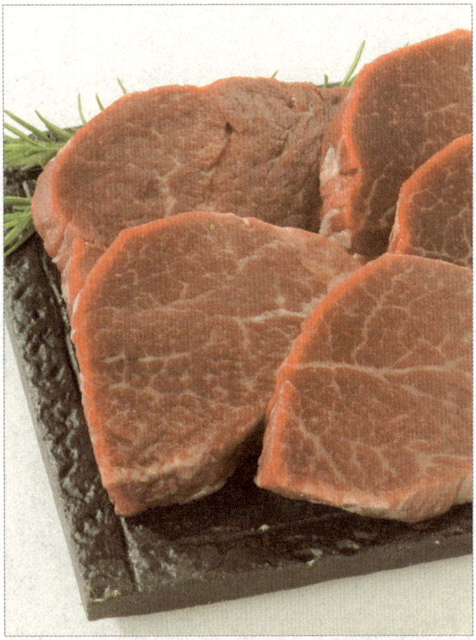

营养学家指出，牛肉含有的丰富的锌、铁和维生素B都是能够有效稳定情绪的物质。而且牛肉的氨基酸组成非常接近人体需要，能补中益气、滋脾养胃、强筋健骨、化痰息风、止渴止涎和提高机体抗病能力。

金枪鱼是一种营养又健康的现代食品，其低脂肪、低热量，含有大量优质的蛋白质以及其他营养素，食用金枪鱼食品，能够有效平衡身体所需要的各种营养，而且不用担心身材走形，是肉食者的理想食物。

金枪鱼中富含一种人类自身无法产生的不饱和脂肪酸DHA，而它又是人的大脑正常活动所必需的营养素之一。经常食用金枪鱼，能有效补充这一营养元素，促进脑细胞再生，从而有效提高大脑记忆力。

举世公认，铁是人体内不可缺少的一种元素。牛肉和金枪鱼都含有丰富的铁和维生素B_{12}，极容易被人体所吸收。

总之，对于肉食者来说，牛肉和金枪鱼是两样最好的解压排忧的食物。

第三节 适“时”而“食”——降忧降愁降压力

人生活在社会，压力无处不在！它来自工作、学习、生活、人际交往等方方面面，往往令我们身心忧虑愁闷、夜不能寐……

要知道，压力和忧愁是我们心灵最大的毒素。如果我们不能做到及时给心理减压，久而久之我们的身体健康就会大受影响，从而使得工作效率和生活质量越来越差。那么，怎样降忧降愁降压力呢?

据最新医学研究发现，食物是有效地减少压力的良方。

此外，含有丰富的维生素B_2、维生素B_5和维生素B_6的谷物也是减压好帮手。

需要注意的是，食物减压要达到最佳疗效，应适“时”而吃。下面将给大家分述一些走出“高压锅”的锦囊妙计。

01 惶恐不安减压方案

惶恐不安的主要表现就是紧张，而紧张是我们才能发挥的天敌。可是，不管是哪一个人，都会有因为工作紧张的时候。那么，应该如何缓解紧张的情绪呢?在这里，给大家介绍几种可缓解紧张情绪的食物。

● 玫瑰花茶

我们知道，花香大多具有顺气凝神的功效，而玫瑰花尤佳。在沏茶时，放几瓣玫瑰花或单独泡玫瑰花，饮之能起到很好的消除疲劳、缓解紧张情绪的功效。

● 红茶

红茶具有降低人体应激激素分泌水平的功效，当你感觉心理压力太大的时候，喝杯红茶就能令你感觉神清气爽。坚持每天饮用红茶，有利于舒缓神经。

● 小米粥

小米中富含着人体所需的氨基酸及多种营养物质，如蛋白质、多种矿物质钙、磷、铁、烟酸、尼克酸、硫胺素、胡萝卜素、维生素A、维生素B_1、维生素B_2等。这些营养素都是减压良剂，它们不仅可以调节内分泌，还能松弛神经、平衡情绪。

莲藕

藕不仅能通气、健脾和胃，还能养心安神。将其切成片，以水煮服或熬藕片粥疗效最好。

番茄和柑橘

番茄又叫西红柿，还有洋柿子、狼桃、番李子、金橘、番柿、六月柿、洋海椒、毛蜡果等别称，原产南美洲。相传，当地人给它起了个可怕的名字——狼桃。长期以来，人们谈“狼桃”而色变，望之而生畏，到了16 世纪，英国公爵俄罗达里去美洲旅游，回国时勇敢地摘了一颗“狼桃”作为礼品，带给他的情人伊丽莎白女王。从此，狼桃被欧洲人冠以“爱情的苹果”。但并不曾食用。直到18 世纪，法国一位画家在为西红柿写生时，见它芙蓉秀色，浆果艳丽，逗人喜爱，动了品尝番茄的欲念，冒险吃了一颗，食后不但没有任何不适，反而觉得甜酸可口。从此，开创了番茄食用之途。《陆川本草》中记载有：“生津止渴，健胃消食，治口渴，食欲不振”。《食物中药与便方》中记载有：“清热解毒，凉血平肝”。

柑橘，是橘、柑、橙、金柑，柚、枳等的总称，原产我国，已有4000 多年的栽培历史。

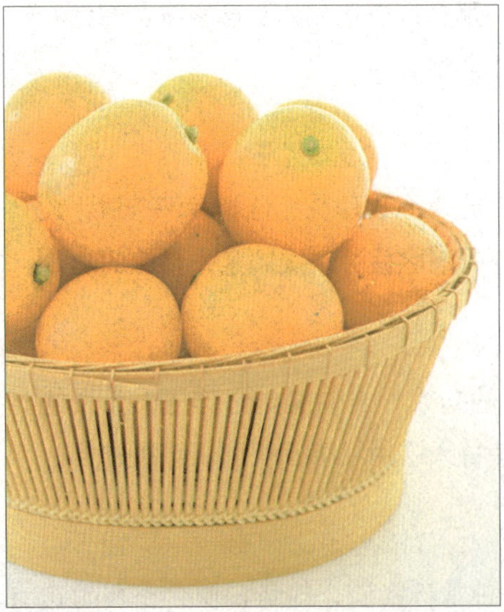

柑橘之所以呈橘红色，因为富含维生素A 这种成份。美国国家果树科学研究所中一个研究类胡萝卜素对人类健康影响的科研小组对1 000名居民进行调查，这些人平时都食用大量的柑橘类水果。结果发现，这些居民血样中的化学成分与患肝脏疾病、动脉硬化症(动脉硬化)和胰岛素抗体(与糖尿病有关的疾病)的风险很低关系密切。他们在第二项研究中发现，饮用橘子汁后明显能减少肝炎患者的慢性病毒性肝炎症状发展成肝癌的风险。

此外，柑橘对提神、安抚焦虑、帮助睡眠也具有非常显著的效果。

总之，番茄和柑橘中含有丰富的维生素，能起到平衡心理压力的效果。

02 夜不能寐减压方案

现代生活的节奏越来越快，人们面临的压力也随之增大，于是夜不能寐、失眠、多梦等睡眠问题越来越多。睡眠不好，人就工作就会无精打采，疲惫不堪……如何才能正常睡眠成了时下至关重要的问题。

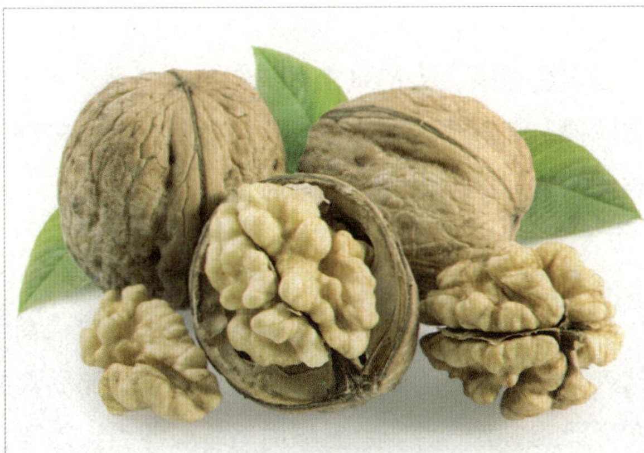

现代营养学家指出，睡眠不好，可以通过食物来调节。以下是几种利眠的食物。

● 核桃

营养学家指出，核桃能够充分改善睡眠质量，因此在临床上常用于治疗神经衰弱、失眠、健忘、多梦等症状。将其辅以黑芝麻，捣成糊状，于睡前服用15g，效果十分明显。

● 葵花籽

葵花籽含有丰富的氨基酸以及维生素，能调节人体、新陈代谢、改善脑细胞抑制机能，起到镇静安神的作用。饭后食用一些葵花籽，可以促进消食化滞，临睡一小时前食用一些葵花籽，能助睡眠。

● 龙眼

也称桂圆。《本草纲目》中记载，桂圆有补益心脾、养血安神的功效。取桂圆50g，莲子、芡实各30g炖汤，于睡前服用；或取桂圆500g，去皮、去核后置于碗中，放入白糖50g，反复蒸、晾5次，看其色泽已经变黑后，再用容器盛起，放到冰箱中保存，每日早晚各食七颗桂圆，即可收到很好的利眠之效。

● 莲子

据医书记载，莲子具有“补中养神”、“治夜寐多梦”等功效。睡眠不好者可于晚餐时饮一碗莲子汤，或莲子炖猪心汤、莲子糯米粥，即可起到宁心安神的作用，促进睡眠。

● 黄花菜

也称金针菜，《本草纲目》记载，其味甘性平，有“安五脏，利心志”之功效。烹黄花菜汤佐膳于晚餐食用，能起到促熟睡之功效。

● 红枣

自古以来，人们就懂得将红枣“热用治不眠，生用治好眠”。红枣具有“滋养脾胃、润心肺、生津悦色、补益气、养血安神”之功效，常吃红枣，不仅能预防神经衰弱，还能增进睡眠质量。

● 面包

运动学家实验得到结论，若失眠，可吃点面包，它能使失眠者平静下来，安然入睡。这是因为吃了面包，胰腺就会分泌胰岛素，对面包所含的氨基酸进行代谢，而其中有一种叫色氨酸的氨基酸能引人入睡。

● 食醋

如果睡眠不好是因劳累导致的，食醋则是利眠的良方。入睡前舀一勺匙食醋和一杯冷开水饮下，能让人很容易入睡，并且睡得很香。

03 大动肝火减压方案

在我们周围，有些人往往很容易发怒、大动肝火，我们只知道此人脾气大，却很少意识到此人很可能是面临着什么巨大的压力，而没有想到怎么去建议其进行调节。

在中医里，我们将容易发怒称为“易怒”或“善怒”，即易于发怒、无故性情急躁、不能自制的症状，这是一种疾病的征兆。

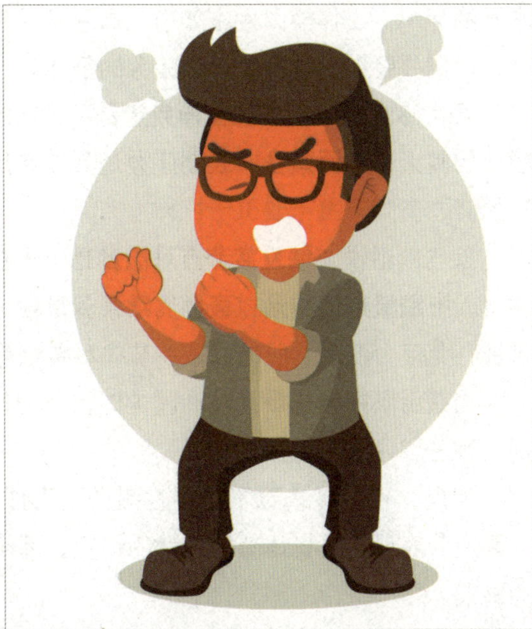

据中医基础理论指出，肝为刚强、急躁的脏器，喜欢通畅缓和的情绪，而讨厌压抑的情绪，当遭遇压力，其情绪往往表现为发怒。这说明，人的易怒主要与肝有关，易怒的人往往昭示了其肝郁气滞、肝火上炎或脾虚肝乘等三种症候。

茼蒿、芹菜、番茄、萝卜、橙子、柚子、香橼、佛手等食物具备很好的舒肝理气之功效，因肝郁气滞而引起的易怒，可多吃些这类食物。

因肝火上而引起的易怒，则应戒烟限酒、忌食甘肥辛辣的食品，多吃苦瓜、苦菜、绿豆、绿豆芽、黄豆芽、芹菜、白菜、卷心菜、黄花菜、小油菜、丝瓜、李子、青梅、山楂等具清肝泄热功效的食物。

因脾虚肝盛而引起的易怒则应以健脾理气为主，在饮食上应注意多吃扁豆、大枣、莲子、柑橘、橙子、栗子、胡萝卜、高粱米、薏米、荞麦、芡实、山药、卷心菜、南瓜等具有健脾益气之功效的食物。

我国中医认为，过度的情绪反应将会严重损伤人体的脏腑而引发疾病。虽然传统的饮食及精神养生法对克服不良情绪有很好的效果，可以通过饮食或精神的调节而平息怒气，但当我们的情绪特别激动时，也应该通过其他有效的方法，如异地发泄、理智消解、转移注意力等来消除怒气，让心情回归平静。

04 疲惫不堪减压方案

你是否总是情绪低落并且感觉到疲惫不堪呢？假如你整天都很疲倦，精力根本不能集中，工作能力大不如前，面对曾经热衷的事情也失去了原有的激情，那么，你需要警惕，这就是慢性疲劳的征兆。

经常感觉身体疲劳和精神疲惫是不正常的。虽然慢性疲劳称不上是什么大问题，但其大多是因紧张、长期压力过重或者是不正确的生物节律的生活方式而导致的。

换一句话说，慢性疲劳有可能就是个人能量消耗的开始。如果你不对它引起注意，不积极辨证施治，最终的结果就是使你患上能量耗尽综合征和慢性衰竭综合征，免疫力低下、肌肉痛、关节痛和头痛等症也将会尾随而来。

当疲劳不断袭击到身体和精神时，我们只能让我们的机体紧急刹车，而没有别的办法。

但是，在很多情况下，慢性疲劳的形成是有一个潜伏过程的。临床医学认为，疲劳表现的是机体新陈代谢的情况，而机体新陈代谢的情况又往往是受食物的影响。

据医学研究表明，一个人要在事业上花很大力气，其机体往往就需要巨大的能量供应。假如这时不注意定期供给食物于机体，那他血液中的葡萄糖含量将会迅速减少，到一定程度就会出现低糖症。那么，究竟怎么克服这种情况呢?

应该立即给机体提供所需的能量，而糖能很好地做到。其中，以点心最为适合，因为点心含有人体所需的综合碳水化合物。此外，咖啡也能起到消除或缓解疲劳的作用。经常感到疲倦的人，可在早餐时吃一些水果什锦奶油点心，在餐后喝一杯咖啡。

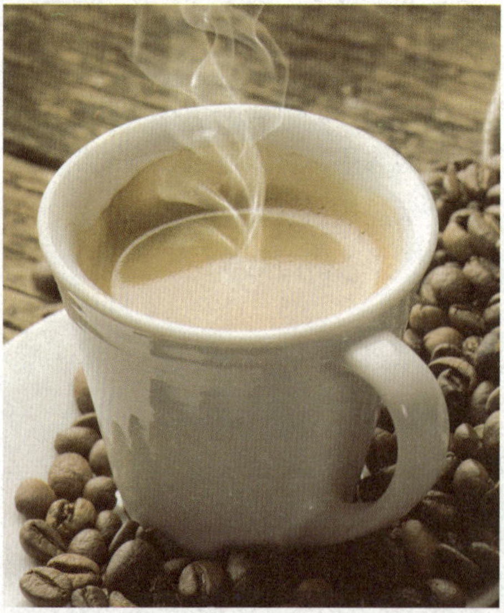

但是需要注意的是，糖和咖啡摄取应适量，如果过量不仅不能起到作用，相反还会导致过度疲劳。

因此，我们只能将这两种食物当做短期的能量补给，而不能将其作为治疗的根本，如果你长期将这两种食物作为应付疲劳的武器，那将造成对糖和咖啡因的需要量上升，疲劳就会更加恶化。

另外，缺铁也可能是令人经常感到疲倦的原因。现代营养学指出，当人体缺乏铁元素，供氧量就会出现严重的不足，人就会感到疲劳和筋疲力尽。

剧烈紧张的运动出汗能使大量的铁排出体外，妇女经期也能导致缺铁，这两种情况都可能导致慢性疲劳。

此外，缺水也会使人体产生疲倦感。当人体3%的体液减少时，就会出现缺水症状，从而产生越来越疲倦的感觉。当人体失水达到10%时，人就会陷入迷乱状态。因此，现代医学提醒，人每天至少应保证2L 矿泉水供给。

当了解了上述导致疲倦的因素，我们就可以“对症下药”，适“时”而食，有针对性地借助食物来消除身体的疲劳。具体方法如下。

1、有规律地吃早餐

我们可利用早餐得到的一些身体所需的能量。早餐应以富含色氨酸和酪氨酸的食物为宜。

在条件许可的情况下，儿童的早餐通常以一杯牛奶（牛奶可与果汁等饮料交替饮用）、一个鸡蛋和一两片面包（面包有时也可用饼干或馒头代替）为最佳。

青少年合适的早餐是一杯牛奶、一个新鲜水果、一个鸡蛋和100g 面包或馒头、饼干等含碳水化合物的食物。

中年人的早餐可以选择脱脂奶或豆浆等饮料，主食方面比较简单，一般的馒头、面包即可，面包以不加油的为最佳，但最好不要吃油条以及加了糖的粮食。另外，还可以选择吃个水果。如果要吃鸡蛋的话，以不吃蛋黄为宜。

2、遵循少量多餐的科学进餐方法

科学的进餐方法是少量多餐。我们可以选择在三餐正餐之间适宜地加上两次点心。点心应以水果和谷类制品为主，这样就能防止“低血糖”，并能保证人体可以得到连续的能量供应。

3、铁的供应不可忽视

动物肝脏、瘦肉、鸡蛋等都是含铁丰富的好食物。茴香、菠菜、黄豆和海带等蔬菜以及谷物也含铁，但含量很少。需要提醒的是，谷物和蔬菜中的某些物质往往容易与食中的铁反应形成无法溶解的复杂化合物，阻碍铁被我们的身体吸收。但是维生素C可使铁不被强制结合。所以，为了减少铁的丢失，我们可以在吃牛排或海带时喝橙汁，或者食用水果沙拉。

4、适量补充水分

缺水可能是导致疲倦的原因之一，但喝水也应适量。所谓“物极必反”，喝水过多往往也会导致浑身无力和疲倦。当我们感到口渴难耐时，不要盲目暴饮，而应控制饮水量，先止渴，后分多次慢慢补充即可。矿泉水、果汁以及绿茶等都很合适。

05 心神不定减压方案

你是否经常感到心神不定？这是个不容忽视的问题。它能令你言行失控、焦躁不安，更重要的是，长此下去，就可能使人患上抑郁症。但是我们没有必要因此惧怕它，因为，以下这些食物就可以帮我们解除这个烦恼。

● 猪心

我国民间素有“以心补心”之说，猪心作为营养与药用菜肴，可谓是历史悠久，其性味甘、咸、平，有安神定惊，养心补血等功效。猪心中的蛋白质含量是猪肉的两倍，但脂肪含量仅为猪肉的十分之一。并且，猪心中还含有丰富的钙、磷、铁、维生素、烟酸等成分。人长期食用猪心可以加强心肌营养，增强心肌收缩力，起到很好的宁心定神之作用。

● 百合

百合拥有润肺止咳，宁心安神的功效。据医书记载，百合“安心，定胆，益志……”经临床观察，百合对神经官能症、更年期综合征引起的心神不定有很好的疗效。

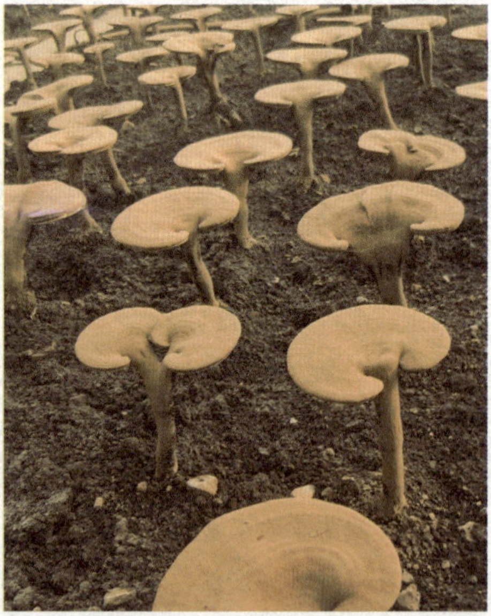

● 灵芝

灵芝，味甘、性平，有益气、养心安神之功效，常用于益心气、宁心神，还可广泛用于一切虚劳体弱之症。

医学研究证实：灵芝不仅可以增强人体中枢神经系统功能，改善冠脉血液循环，还能增加心肌营养和血流量，降低心肌耗氧量及耗糖量以及增强心肌及机体对缺氧的耐受力，有良好的安神定志作用，具有很好的食疗价值。

● 酸枣仁

酸枣仁性平味甘，有宁心安神、养肝、敛汗等功效，能治虚烦不眠、惊悸怔忡、烦渴等症。

有人曾做了一个药理研究，将酸枣仁煎剂注射到大白鼠腹腔内，大白鼠表现镇静及嗜睡。可见酸枣仁的镇静安神的作用不一般。经临床应用证明，酸枣仁无论是生食还是炒食都有很好的安神效果。

除了上述食物之外，柠檬和血清素也具有很好的镇静安神作用。大米、麦子、燕麦等谷物的谷皮以及香蕉都具提高人体血清素的功能，原汁原味地食用这些东西很有必要。

06 熬更守夜减压方案

我们知道，“日出而作，日落而息”是人类长期以来适应环境的结果。人体肾上腺皮质激素与生长激素往往是在夜间睡眠时分泌的，熬更守夜将会对人的视力、肠胃及睡眠都造成影响，紊乱人体正常节律，从而损害身体健康。

但是，随着生活节奏的不断加快，熬夜已经被视为一件平常事。熬夜一族，最需要对抗的就是疲劳，因此他们往往最先想到的就是喝咖啡或喝茶。

不容辩驳，咖啡和浓茶这两种饮品中的确含有能令人精神振奋的咖啡因。

不过，需要提醒的是，咖啡因虽然有很好的提神作用，但是作用时间很短，也会消耗我们体内协调神经与肌肉的维生素B 群，而缺乏维生素B 群的人往往比较容易感觉到疲累，这样将可能形成恶性循环，使人对茶和咖啡产生依赖性，需要量愈来愈多，效果却愈来愈差。

也有人认为甜食可以让人兴奋，是熬夜的最佳食品，其实甜食也是熬夜大忌，因为高糖也会消耗我们体内的维生素B 群，导致反效果的同时也容易引来肥胖问题。

那么，熬夜的人到底应该吃什么呢？

第一，熬夜的人往往最容易产生视觉疲劳，因此应补充充足的可调节视网膜感光物质——视紫的合成的维生素A，提高对昏暗光线的适应力。

第二，熬夜者的劳动强度往往比较大，耗能也比较多，因此应注意优质蛋白质的补充。蛋白质中含有人体必需氨基酸，能够保证熬夜者提高工作效率，对其身体健康也是有好处的。

第三，多补充维生素B。维生素B、叶酸、烟碱酸、维生素B_6、维生素B_{12}等，能为人体提供能量，参与人体新陈代谢，能保护人体神经组织细胞，对安定神经、舒缓焦虑感大有裨益。熬夜者应多食这类食物。

第四，注重均衡摄取。

熬夜者必须均衡摄取六大类食物：叶酸盐含量丰富的绿色菜叶类及豆类植物有助于细胞修补，能有效提高人体免疫力和预防贫血；富含维生素B_{12}的牛奶、瘦肉、乳酪等对提升记忆力和集中注意力颇有疗效；鱼、谷类、大豆食品、蔬果以及禽蛋、动物肝脏等富含维生素B_6和烟碱酸，可以起到维持皮肤健康和延缓细胞老化的作用。

第五，多饮有益于提神和美肤的水果汁。

苹果蔬菜汁

取两个苹果，适量的胡萝卜、菠菜和芹菜，将它们切成小块，拌以牛奶和蜂蜜，并加入少许冰块，放入果汁机搅碎，榨出营养丰富而且全面的果蔬汁。

香蕉木瓜汁

取适量的香蕉和木瓜，放在一起捣碎，与优质酸奶混食，不仅营养丰富而且能够补充很多身体所需的能量。

猕猴桃橙子柠檬汁

将猕猴桃、柠檬和橙子去皮后，放入果汁机混合搅碎，榨出的果汁含有丰富的维生素C，饮之既补充体能又美容。

黄瓜汁

取一根新鲜的黄瓜切成块，加上0.5L豆浆、3片薄荷置入果汁机一同打碎后榨出清凉的黄瓜汁，不仅消暑而且解乏。

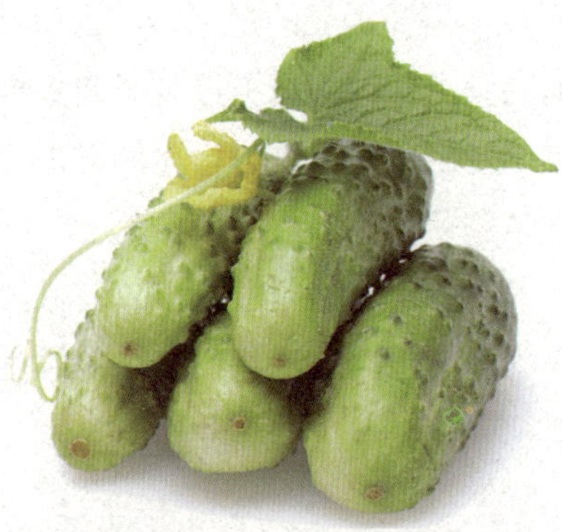

第六，药膳调理。

熬夜特别容易令人患上阴虚内热的症状，如果能进行合理的药膳调养，则有利于保持精力充沛。常见药膳如下。

生地炖鸭蛋

熬夜后往往容易出现口燥咽干、牙龈肿痛、手足心热等症。这时，可取鸭蛋3个，生地20g，加适量水同炖至蛋熟后去壳，再继续炖半个小时后加适量冰糖调味，吃蛋喝汤，即能滋阴清热、生津止渴。

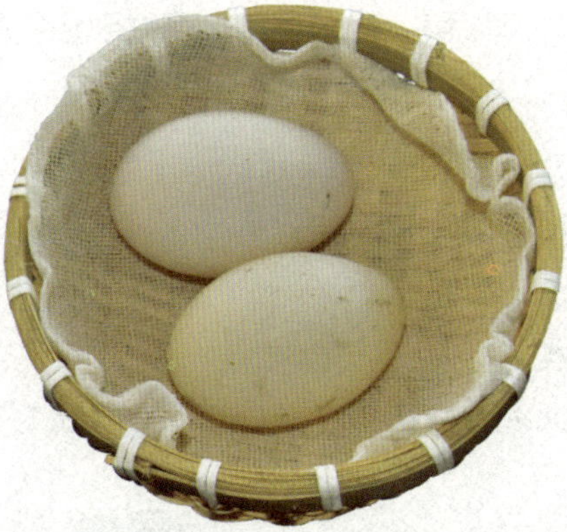

杜仲炖猪腰

取去筋膜后的猪腰1个、杜仲（勿吃）25g，加入适量水炖1个小时。于熬夜前或熬夜后服用一次，能起到很好的滋肝补肾、强筋壮骨的功效，舒缓腰酸背痛、四肢乏力等症状。

葛根粉乌鱼汤

熬夜后容易感到肌肉酸痛、颈部胀痛，可取葛根粉皮150g切成块，乌鱼1条，加水适量共煲至鱼熟后再放入生姜丝、油、盐等调味，吃鱼喝汤，能舒筋活络、益气和血、解除肌肉酸痛等。

夏枯草瘦肉煲

熬夜容易使人血压升高，出现头晕、头痛及眼红等症，可用夏枯草5g、猪瘦肉50g，加适量水共煲至肉熟后再放辅以适量调味料，吃肉喝汤，能清肝火、降血压。

百合莲子瘦肉煲

取去心后的莲子与百合各20g，猪瘦肉100g，加入适量水混煲至肉熟烂后再加入盐或调味料。食用该品能清心润肺、益气安神。

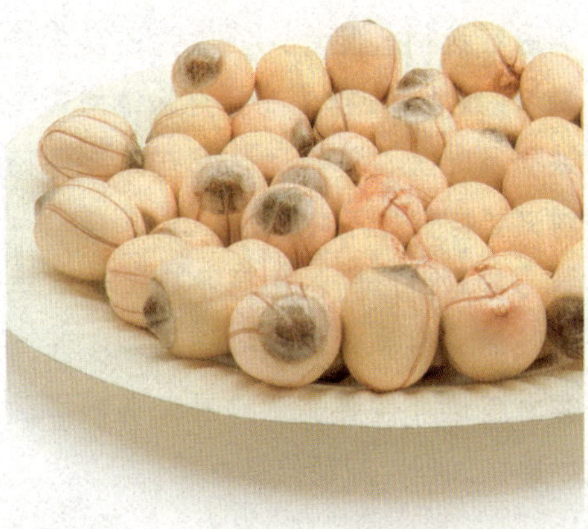

07 加班加点减压方案

正常情况下，我们都是一日三餐。因此一般过了晚上8点之后，就应尽量不再吃东西，但是对于加班一族来说，为了保证工作效率，适当的加一顿消夜，是情有可原的，这也可以作为一种减压方式，给工作带来好心情。

消夜作为一日三餐之外的额外“餐”，也是不容忽视的，如果我们饮食不当，食入过多的油炸类或烧烤类的高热量食物，就很容易造成体内脂肪堆积，长此以往将会形成肥胖，不仅妨碍美丽，更危害健康！

营养专家指出，加班一族想吃一顿美味营养又不会令人发胖的消夜，要讲求科学。只要按照下面的食谱进行饮食，大可如愿以偿，甚至还能实现减肥降脂的美丽梦想呢！

第一，禁忌食物。

臭豆腐、方便面、卤味、烤肉等各种高脂、烧烤、油炸食品。

第二，最佳食物。

粗纤维高营养饮品或口味清淡的汤、粥类。

口味清淡的汤、粥类食物都含有大量的水分，低热量又低脂肪，也有助于消化，应该作为消夜的最佳选择。

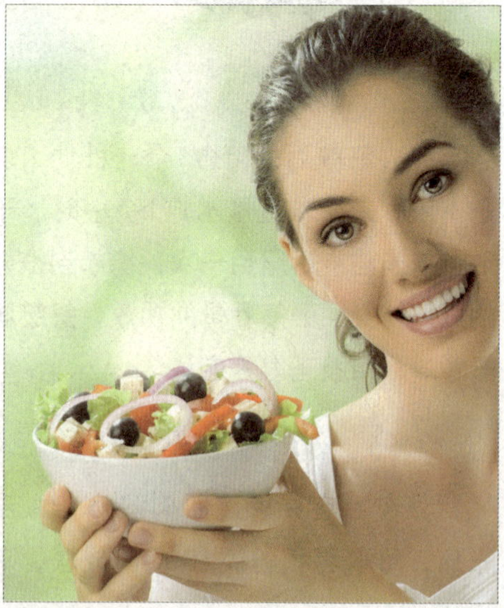

糙米粥和麦片粥都属于高纤维、高钙而低脂的食品，既能补充人体所需的营养素，又不会导致人发胖，应是粥类的最佳选择。此外，麦片粥还富含维生素A、维生素B群，能补充人体最需要的铁质及叶酸，特别适合那些既要保持身材又要补充营养的加班人群。

银耳羹所含的热量不高，含有丰富的胶质，是美容养颜的佳品，应作为汤类之首选。需要注意的是，喝银耳羹应尽量别加糖，加糖只加冰糖。

当然，并不是只要加班就必须来顿消夜，这应该根据个人的饥饿感决定。如果自身感觉不饿，只是想要多补充一些营养素的话，可以来一杯简单的酸奶或草莓汁。

总之，加班一族吃消夜，应注重美味和健康！

08 迎难而上减压方案

可以说，每次期中、期末考试或高考前都是学生迎难而上的一次历练，学生往往就都处于脑力劳动强度大、学习时间长的紧张状态，常常会出现头昏脑涨、精力不足、精神难以集中、复习效率不高的现象。有的学生甚至还出现暂时性的低血糖、失眠、神经衰弱等症状。

为什么会出现这些现象？导致这些现象产生的原因之一，就是大脑劳动强度加大，而营养又没及时跟上。

那么学生在考试前应当注意哪些饮食营养问题，应该多吃些什么食物呢？

第一，保障足够主食供给，多吃蛋类、动物肝脏、鱼类、牛奶及大豆制品。

营养学家指出，蛋类大多都含有能促进大脑新陈代谢的丰富的钙、磷、铁，以及卵磷脂、蛋白质、维生素等。此外，鸡蛋中含有一种叫作乙酰胆碱的物质，是大脑记忆形成不能缺少的物质。所以，学生在考试前坚持每天吃1耀2 个鸡蛋，能起到很好的强身健脑之功效。

动物肝脏及鱼类富含铁质，而铁质又是红细胞的重要组成成分。因此学生在考前多吃些动物肝脏，能保障体内铁质充分，使红细胞能为大脑运送充足的氧气，从而有效地提高大脑的工作效率。

总之，上述食物不但能提供人体所需要的优质蛋白质，而且还能提供构生成神经组织和增加脑代谢的重要物质——卵磷脂。

有营养学家曾试验证明，将大豆卵磷脂给正常人服用后，其精力比没有服用前要充沛得多，而且工作和学习的坚持力也得到大大增强。这是因为卵磷脂能提供磷酸（构成三磷酸腺苷的主要原料），而三磷酸腺苷又是脑细胞内能量代谢必不可少的高能物质，且碳水化合物也必须和磷酸作用才能代谢。

乙酰胆碱具有增强大脑记忆力的作用，是大脑不可缺少的重要营养物质，而

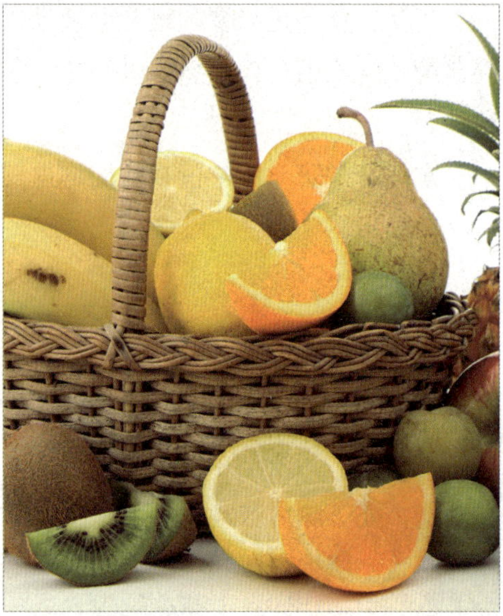

胆碱是其前身。以上食物都富含大量的胆碱。

所以，从维持健康、增强脑力、令精力充沛来看，学生在考前多吃上述食物是十分有必要的。

第二，尽量多吃些绿色或橙黄色的蔬果。

绿色或橙黄色的蔬菜和水果有胡萝卜、大白菜、菠菜、苋菜、黄花菜、空心菜、荠菜、韭菜、番茄、橙子、橘子、山楂、龙眼、鲜枣、香蕉等，这些蔬果中的胡萝卜素、核黄素、硫胺素、抗坏血酸、纤维素等含量都相当丰富。

硫胺素对碳水化合物进行代谢，能满足大脑对能量的需求；纤维素有利于促进肠胃的蠕动，防止因紧张的脑力劳动而导致便秘。

第三，多以坚果类食物为辅助食品。

核桃仁、葵花籽、花生米、芝麻等都属于坚果类食品，富含大量的植物油、磷脂、维生素、蛋白质和无机盐等。多食用这类食品，能对改善学生脑部营养供给起到很好的作用。

第四，适量使用酸性或辛香的调味品，以增进食欲。

考试前，学生由于紧张压力大，容易导致胃肠吸收能力减弱，食欲下降。将食物辅以适量的酸性或辛香的调味品，在食物的色、香、味等花样上下点功夫，往往能对人的食欲起到很好的刺激作用。只有增进学生的食欲，才能保证他们摄取到足够的营养物质。

需要提醒的是，学生在考试期内应以清淡为主，而不宜多吃太油腻的食物，否则就会使消化用血过多而影响大脑供血，对考试不利。另外，糖也不宜多吃。因为糖进入血液中会令血糖浓度升高，呈现酸性，容易阻碍神经系统的信息传递，令头脑反应迟钝。

此外，有个小窍门，学生在考前吃块巧克力，能有效提高大脑兴奋度，促进发挥。

总而言之，学生在考试前应吃些营养较丰富的、热量足够的食物，以保证他们每天的用脑消耗，多吃蔬菜水果、鸡蛋和牛奶，不吃容易闹肚子或过于油腻的食物，才能既保证营养和热量，又保证健康。

09 上班族减压方案

当今时代，已经不是过去“只求温饱”的年代，“平衡膳食、营养健康”已经成为大家趋之若鹜的目标。可是，说起来容易做起来难，几乎很少有人能做到平衡膳食。特别随着生活节奏的加快，上班族变得越来越繁忙，他们往往是早餐匆匆吃两口，午餐糊弄糊弄，晚餐再大补，完全违背了一日三餐“早吃好，午吃饱，晚吃少”的科学原则。

很显然，照这种情形发展下去，一日三餐便会失去为健康加油的功效，人的身体就会出现各种不适，发生各种疾病。

上班族应该怎样摆脱这种会令身体不适的局面?

某营养学家指出，不挑食、食物多样化是很关键的，上班族每天的饮食应以谷类为主，少吃精加工食品。这是由于谷类食物的营养素主要在胚轴和外皮上，如果加工过精，谷粒表层所含的膳食纤维以及维生素、矿物质等营养素就会大部分流失。

那么，具体来说，上班族到底应该怎么“打发”一日三餐呢?

主食	主食主要是用来给机体提供能量的，应该以谷类为主，进行粗细搭配，每天摄入250~400g 两最为适宜。但如果当天的活动量比较大，可以适当增加。
辅食	辅食也是人体营养素的主要来源，其品种繁多：蔬菜、瓜果、肉类…… 一般来说，上班族应保持每天食用蔬菜、水果在500g左右；肉类食品如鸡、鱼、猪肉等动物性食品每天不超过100g；豆制品保持在100g左右；牛奶一袋、鸡蛋一个。

此外，营养学家提醒，应尽量少吃猪、牛、羊等红肉，多吃鱼、虾，多吃蔬菜、水果和薯类。

不同的蔬菜品种所含有的营养成分也不尽相同。红、黄、绿等深色蔬菜往往含有胡萝卜素、维生素B_2、维生素C和叶酸、矿物质、膳食纤维和天然抗氧化物的重要来源；水果中往往富含大量的果糖、果胶、葡萄糖、苹果酸、柠檬酸等营养物质；马铃薯、甘薯、木薯等薯类富含丰富的膳食纤维、淀粉、多种维生素以及矿物质。这些食物各有效用，是不可互相替代的，它们对保持心血管健康、增强抗病能力，保护视力以及预防癌症等意义重大。

根据既营养又均衡的原则，上班族可以参考以下饮食建议。

早餐	喝一袋奶，吃两片全麦面包，以补充人体所需的钙质、维生素E、维生素B_1以及维生素B_2。
中餐	大米饭，蔬菜、适量肉类。
晚餐	多喝小米或杂粮粥。小米富含维生素B_2，能有效预防舌炎、口角炎、口腔溃疡、阴囊皮炎等症；杂粮含有丰富的膳食纤维，能有效预防便秘。

需要指出的是，现在有很多的上班族往往为了保持形体而减肥，采取不吃早餐和主食的方式，这是极不科学的。据临床研究发现，经常不吃早餐和主食的人，患胆结石和低血糖的概率要比正常饮食的人高出5~6倍。当然，这之间也有人可能是为时间和压力所迫而不吃早餐或主食，可在办公室备些苹果、柑橘、坚果类等健康零食，或备些方便冲服的奶粉、燕麦片、红茶和绿茶。但是需要提醒的是，油炸的薯条、薯片等膨化食品以及方便面、咖啡、可乐等是健康的大忌，应尽量少吃或不吃。

10 痛心疾首减压方案

头疼是人类最常见的病症之一。据世界卫生组织某项统计数字显示，全球每年几乎都有80%人口至少会遭遇一次头痛，35%的成年人在两个星期之内遭受到头痛困扰。

诱发头疼的因素非常多：感冒发烧、血压升高、缺氧、饮食不周、睡眠不足、工作或学习压力过大等都会引起头疼。

头疼说大不大，说小不小，往往容易难以根治，极易复发，真正是令人头疼，让人一筹莫展。

其实，找到适当的方法，就能让你不再头痛。下面给大家介绍的是一些为人所证实的有效的饮食调理总结。

天麻炖猪脑

取天麻100g敲碎放入水中泡上一夜，第二天用天麻水炖猪脑1000g，小火炖两小时后，再放入土鸡一起炖1 小时，只放少许花椒和老姜片，不放盐，届时食肉喝汤对缓解头痛很有帮助，而且其属于温补，人人都可一试。

生姜糖茶

取5片生姜，加一匙红糖，以水煮沸，趁热饮服，能解风寒所致头痛。生姜是一种生活中不可或缺的调味料，有兴奋、排汗降温、提神等作用，可缓解疲劳、乏力、厌食、失眠、腹胀、腹痛等症状。

红糖通常是指带蜜的甘蔗成品糖，一般是指甘蔗经榨汁，通过简易处理，经浓缩形成的带蜜糖。红糖中含有丰富的维生素和微量元素，如铁、钙、锌、锰、铬等。红糖还含有少量的核黄素及胡萝卜素。美国科研人员还从红糖中提取了一种叫作“糖蜜”的多糖，实验证明它具有较强的排毒、化瘀、止痛、补血功效。此外，还具有抗氧化功效，对于抗衰老有明显的作用。

杏仁菊花茶

取10g去皮捣碎的杏仁，10g菊花，以水煎之，代茶饮用，能治风热头痛。菊花，味甘、苦，微寒，归肺、肝经。对于风热感冒，头痛眩晕，目赤肿痛，眼目昏花等具有良好功效。

萝卜炖鲤鱼头

选新鲜的白萝卜和鲤鱼头各一个，将萝卜切片与鱼头加水熬汤，熟后加入红糖两匙，食肉喝汤，对剧烈头痛有很好的缓解作用。

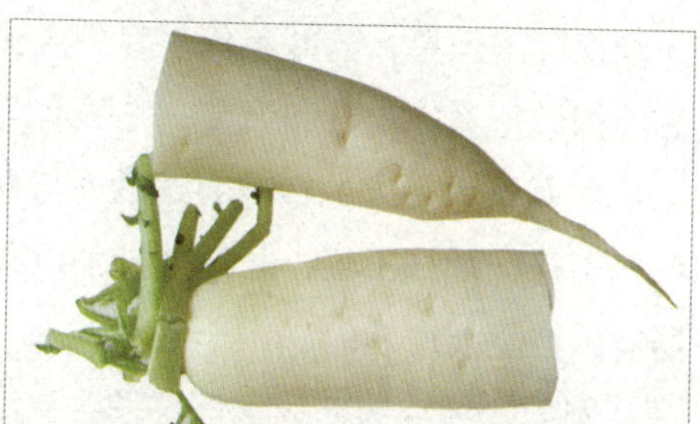

扁豆荷叶粥

取大米50g加水煮粥，待大米半熟加入扁豆15g继续熬制。然后取荷叶1张煎水300mL，调入熬好的粥中煮沸，分早晚2次服食，坚持数日，能有效调理湿邪上犯而引起的头痛如头晕面沉、面黄乏力等症。

扁豆中含有丰富的蛋白质、脂肪、糖类、钙、磷、铁及食物纤维、维生素A、维生素B_1、维生素B_2、维C和氰甙、酪氨酸酶等，具有健脾，益气，化湿，消暑等功效。

中药现代研究结果表明，从荷叶中可以提取出一种非常特殊的生物碱——荷叶碱。荷叶碱可扩张血管，清热解暑，有降血压的作用。

葵花籽仁炖鸡

取葵花籽仁100g，选1 500g左右的母鸡一只杀好，放入砂锅煨汤，经常吃能补中益气，治气虚引起的头疼。

胡桃桂圆粥

取大米200g，常法熬粥，初沸时加入胡桃肉100g，桂圆肉50g。粥熬好后趁热吃，早晚2次，连食数日，能补阴养血，治血虚引起的头疼症。

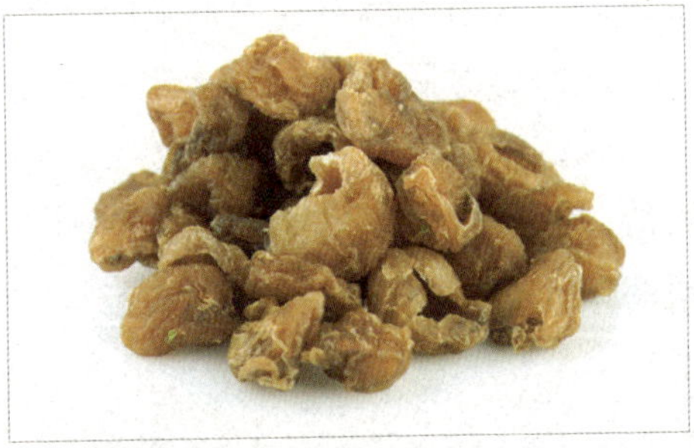

11 忧形于色减压方案

繁忙的工作，快节奏的生活，都会给我们带来莫名的压力与惆怅。于是忧形于色，有时我们会闷闷不乐，有时多愁善感……短期的这种现象是一种情绪障碍，我们称之为“心情抑郁”。

有人认为，谁能做到天天笑口常开？谁能做到与闷闷不乐绝缘？的确，没有人能保证。但是，这并不代表我们应该不予理睬。因为，如果我们不及时对这种情绪加以正确的疏导和调节，它很有可能发展为抑郁症。

中医认为，人的精神心理活动与肝脏的功能息息相关。心情抑郁往往昭示着肝气不疏，郁结不畅，长期的抑郁能致使人的周身气血运行紊乱，干扰其他脏腑器官，产生疾患。

例如，经常抑郁的女性往往容易出现头痛、烦躁、易怒、眩晕不寐，甚至出现乳腺增生、乳腺结节、乳腺癌等症。

可见，“抑郁”也是一个不容我们忽视的致病因子。要健康，就要注意调节心情，舒缓“抑郁”。怎么调节？下面告诉你一些食物调理小窍门。

● 葡萄柚

葡萄柚含有丰富的维生素C，而且香味浓郁，能有效提升身体抵抗力和舒缓精神压力，起到提神醒脑、消除抑郁的作用。

● 动物血

现代医学指出，铁元素缺乏是致人心情抑郁的罪魁祸首，而猪血、鸭血等动物血含有丰富的铁质，能有效帮助我们从无聊的愁绪里解脱出来，是最好的食物消除抑郁心情的方式之一。

● 深水鱼

研究资料显示，那些生活在海边的人往往心情愉快，主要是因为他们大多将鱼作为主食。大洋洲最近一项医学研究指出，鱼油中的Omega-3 脂肪酸是抗忧郁的最佳药物。

● 南瓜

南瓜所富含的维生素B_6和铁能迅速将我们身体内所储存的血糖转变为葡萄糖，而葡萄糖又是脑部的兴奋剂，自然能帮我们驱散抑郁心情。

● 辣椒

辣椒中含有的辣椒素能有效刺激我们口腔神经末梢，从而令大脑释放出一种能引起短暂愉悦感的物质——内啡肽。

冬葵鸭肝粥

取鸭肝（切碎）50g，何首乌10g，枸杞5g，加水1000mL煮沸，加入50g 粳米熬半小时左右，加入100g碎的冬葵菜叶，并加入适量料酒调味，再小火熬15分钟即可，最后加入少量葱姜盐。需要注意的是此方不适于脾虚肠滑者服用。

四宝粥

取鸡内金（粉碎）20g，茯苓20g，玄参20g，生山楂20g，加清水1000mL 煮沸，加入大米50g，小火熬半小时左右即可服食，能疏肝理气、补中养胃，化解抑郁心情。

上面所述的这些调节抑郁心情的食方是人们在生活中的经验总结哦，大家心情抑郁的时候不妨试试！

12 伤心欲绝减压方案

自古以来，我国就有着丰富的饮食文化。所谓“食色性也”，食物和人的七情六欲息息相关。

为何有些人选择在伤心欲绝时用大吃大喝来发泄情绪？为何患上暴食症的人以失恋者居多？电影《瘦身男女》里的恋人分手后借助食物疯狂发泄情绪的情节虽然夸张但也有其一定的推理性。俄罗斯某报刊曾报道过英国某科学家针对一所医院几十名病人进行的调查试验结果：食物是发泄寂寞、压抑、孤独和紧张等情绪的奇效良药。

人失恋时往往会感觉痛不欲生、情绪低迷，容易走极端。其实，通过某些食物，是完全可以对这些失恋的人走出情绪的低谷。

● 巧克力

巧克力中含有一种叫作PEA的类似兴奋剂的化学物，可以对人的精神起到有效振奋作用，从而抑制失恋时的痛苦。

● 薄荷糖

薄荷中的薄荷脑和薄荷素油具有特殊的芳香、辛辣感和凉感。对于舒缓神经、补充体力具有很好的效用。失恋心情不好的时候，吃块薄荷糖能让人全身放松，感觉豁然开朗。

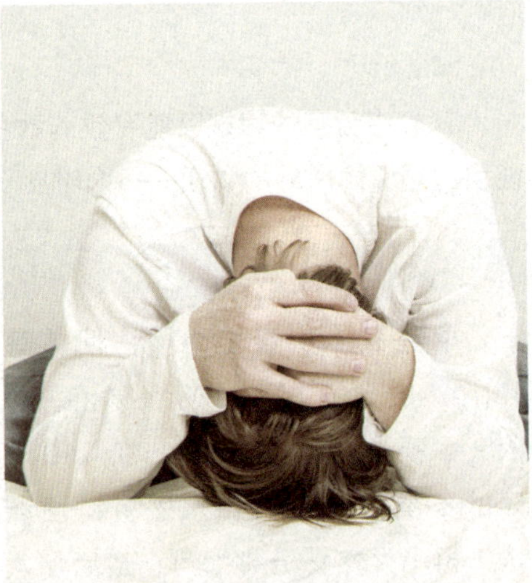

● 俄勒冈香草

俄勒冈香草带有强烈的原始气息，不仅可以杀菌，还能帮助消化和起到兴奋神经的作用，令人精神振奋，走出失恋的痛苦。

罗勒

罗勒是一种常常在法国菜、意大利菜、泰国菜中出现的香草，其强烈的气味，能有效地刺激人的神经，使人进入一种美食的兴奋状态，将失恋的低落情绪抛之脑后。

鱼卵

鱼卵中富含大量的蛋白质和激素，食之能令人容光焕发，精神饱满。

13 性欲低下减压方案

我国中医很早就懂得“药食同源”的道理，指出很多食物本身就具有一定程度的药理作用。

性，是人的本能，更是人类繁衍的重要前提。但是，现代人由于生活或工作等多方面压力的原因，往往容易出现性欲减退、性能力低下等症状。面对性欲低下的困惑，是否存在饮食良方?

当代医学以及营养学都证明，某些食物确实有着促进性欲、调节性感和滋养性功能的效用。现简单介绍如下几种比较常见的食物。

麦芽油

人们自从在麦芽油中发现维生素E以来，就已经知道维生素E 能够刺激男子精子的产生，防止妇女流产和早产，预防男女不育症，增强心脏功能和男性的性能力等。

为何现代性功能障碍者呈日益增多的趋势？这就不得不提到人们饮食的改变，现代人大多都从过去吃杂粮、糙米饭改吃精米、白面，将麦子中最有营养的麦芽抛弃了，也就是将维生素B和维生素E从饮食中剔除了。要知道，严重缺乏这两种维生素导致的将不再只是性欲低下的问题，而是造成男女不育以及其他健康隐患。

● 种仁

很多植物的种仁都含有丰富的维生素B、维生素E 以及蛋白质，是植物的生命精华之所在，能有效激起性欲、引发性冲动。

美国医学研究指出，玉米、全小麦、芝麻、南瓜子、葵花籽、花生、核桃仁、杏仁等最能促进性欲。而且他们还发现，在一些经常吃核桃仁的人群中，几乎没有人患前列腺疾病，这是因为核桃仁中含有一种能影响男性性激素产生的神秘物质。

● 韭菜

众所周知，韭菜不仅味鲜质嫩，而且营养丰富。《本草纲目》指出，韭菜有温肝、补肾、治带、助阳、固精之功效，能治阳痿、遗精、多尿等症。

● 大葱

现代医学研究发现，大葱之中蕴含着各种丰富的植物激素以及维生素，能促进人体激素正常分泌，并能起到补阴壮阳的功效。

● 海藻

临床医学指出，碘缺乏是流产、男性性功能衰退、性欲降低的致病根本。而海藻中含碘丰富，所以，经常食用一些海藻类食物，如海带、紫菜、裙带菜等十分有必要。

● 虾

中医指出，人常食虾，能强身壮体。虾味甘、咸，性温，有壮阳、补精、益肾、通乳之功效，是久病体虚、气虚乏力、不思饮食者的滋补佳品。

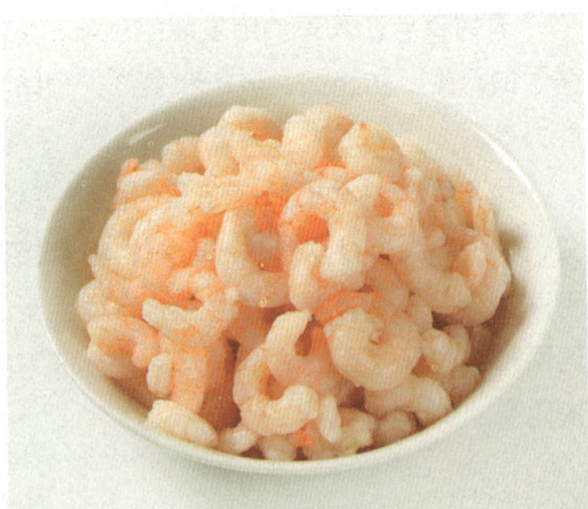

● 鱼类

鱼类含有丰富的磷和锌等，对性功能保健起着十分重要的作用，被誉为“人类性和谐素”。

● 鸡蛋

鸡蛋含有大量的高蛋白，且极易

被人体所吸收。营养学家指出，鸡蛋能有效促进人体性欲和增强性功能。相传非洲某个部落在婚礼前几天就以葱烧鸡蛋作为主食，以确保新婚之夜性爱的美满，而且我国民间有新人新婚当晚吃煎鸡蛋的习俗。

● 狗肉

狗肉具有很好的壮阳、补血脉、益脾和胃之功效。将狗肉和以黑豆烧制，吃肉喝汤，能有效治疗阳痿、早泄；以姜煨制的狗肉，可温肾壮阳、祛寒止痛。但需要注意的是狗肉本性温热，多食会上火，而且热疡及阳火旺盛者，不宜食用。

● 蜂蜜、蜂王浆

蜂蜜中富含植物雄性生殖腺内分泌素和蜂糖，不仅很容易被血液吸收，有益于精液的形成，更能对人体性腺细胞起到明显的活跃作用。

并且蜂王浆中所含的天门冬氨酸更是促进发育、增强机体抵抗力、促进新陈代谢和改善造血功能、提高性功能、刺激生殖能力的“助性”佳品。

第四节 适“食”而吃——美容养颜好心情

是否正在为你那一头枯黄的头发而烦恼？是否正在为那挥之不去的头屑而忧心？是否正为渐渐爬上眼角的鱼尾纹而自怨自艾？……

告诉你一个秘方：适食而“吃”，既能美容和养颜，又能给你带来好心情！

01 让秀发飘起来的良方

一个人初次进入我们的视线，头发往往最先被我们关注到。亮丽的秀发，能令女人更添魅力；稠密的头发，能令男人更增健美。

可以说，头发是我们形貌中非常值得重视的一部分。因此，人人都梦想能拥

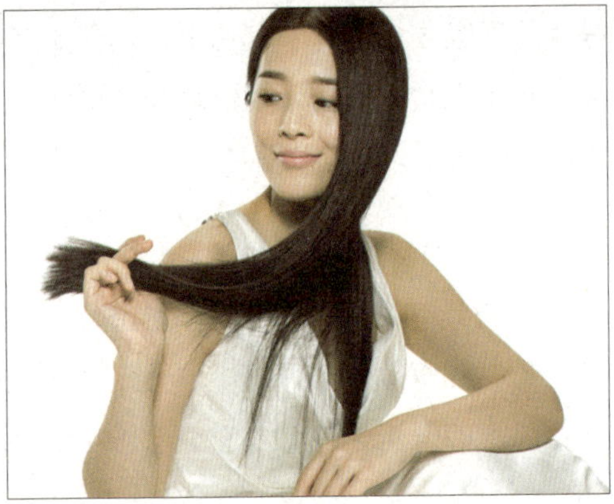

有一头风情万千、乌黑亮丽的秀发。

但是，往往天遂人愿，很多人的头发不是稀疏易断，就是发色枯黄无光泽。这的确让人烦恼万分。

其实，一个人头发的好坏，在一定程度上反映的是一个人身体的营养状况。头发所需的营养和我们身体、皮肤所需的营养是一样的！抛开生理性衰老引起头发的变化不谈，一般认为当头发出现掉落、干枯，就意味着身体营养欠佳。如何摆脱这一现象？如何让秀发飘起来？这当然也离不开均衡的饮食结构。

下面就给为你推介几副能令你的秀发飘起来的良方：

● 蛋白质

据科学研究发现，我们的头发的主要成分是一种角化的蛋白质。因此，每天摄取充足的蛋白质非常有益于我们头发的生长。牛奶、鱼类、豆制品、黑芝麻、花生、葵花子、核桃等食物都含有丰富的蛋白质，它们经胃肠的消化吸收能形成我们身体所需要的各种氨基酸，氨基酸进入血液后，经过发根的毛囊吸收就能合成角蛋白，角蛋白角质化后，就形成了头发。

● 胶质食物

肉皮冻、猪蹄汤、鱼汤等食物都含有丰富的胶质，经常食用这些食物不仅能美肤，还能增加头发的韧度，令头发更浓密。

● 维生素B与维生素C

维生素C 能够激活毛细血管壁，让头发能够顺利地吸收血液中的营养；维生素B则能促进头发生长，令头发呈现自然光泽。因此，我们想要拥有一头健康亮泽的秀发，就应该在平时多食用如麦芽等富含维生素B与维生素C的新鲜蔬菜及水果。

● 海带

海带含碘量丰富，是预防甲状腺病的良药，且还含有多种维生素、纤维素、矿物质以及钙、硫、铁。营养学家指出，经常食用海带，能促进头发的生长，令头发滋润、亮泽。

02 巧食告别头屑烦恼

你是不是正在为这样的事心烦意乱？头皮发痒，你一挠，头皮屑就像雪花一般出现在头发上或飘落到肩膀上，严重妨碍观瞻，给人留下不雅的印象。这是一件在我们的日常生活中司空见惯的颇为恼人的事。

能不能通过吃什么去除烦人的头屑为人们带来的压力呢？当然可以。医学专家指出，头屑往往是头皮油脂分泌旺盛的结果，只要在日常生活中适当饮食就能有效预防或缓解。

● 多吃维生素B_2、维生素B_6含量丰富的食物

维生素B_2能有效预防和治疗脂溢性皮炎，维生素B6 是促进蛋白质和脂类正常代谢不可缺少的重要元素。

动物肝脏、肾、心以及鸡蛋、牛奶、鳝鱼、黄豆、金针菜、苜蓿菜等都是维生素B_2以及B_6含量丰富的食物。此外，全小麦、酵母、谷类等也是维生素B_6的极佳来源。

● 多吃碱性食物

医学专家发现，头屑过多常常是机体疲劳造成的。人体在新陈代谢的过程中，往往会有一些酸性成分如乳酸、尿酸、磷酸等滞留体内，而导致血液的pH发生变化，导致机体疲劳，并影响到头部皮肤营养的吸收。

我们都懂得酸碱中和的化学原理。食入碱性食物，能够中和体内过多的酸性物质，令机体酸碱达到平衡，有利于头部皮肤营养的吸收，减少头屑的发生。常见的碱性食物有蔬菜、水果、蜂蜜等。

● 尽量少吃高脂肪的食物

皮脂分泌过多也是头屑产生的原因之一。这时如果还不注意控制脂肪的摄入量，就会使皮脂腺分泌更多的皮脂，更加快头屑的产生，含有高脂肪的食物有油

炸食品、罐头类食品等。

● 尽量不吃辛辣以及刺激性食物

不知道大家有没有发现，头皮刺痒的症状越严重，头屑的数量就越多，而辛辣或刺激性食物往往又能令我们的皮肤产生刺痒症。假如我们在这时不加以克制，就无疑是为头皮刺痒雪上加霜。所以，当发现自己有头屑时，就应该尽量不吃辣椒、芥末、生葱、生蒜、酒及含酒饮料等辛辣或刺激性食物。

03 自然食品呈现完美肌肤

爱美是人的天性。面对肌肤洁白无瑕、光如凝脂的人，你是否会不由自主地多看两眼，心里一边暗暗惊羡，一边自愧弗如?

其实，你也可以拥有如此完美的肌肤。

科学家研究发现，很多水果中都含有一种天然的酸性化学物质，是最有效的天然护肤精华：不仅能有效改善肌肤色素沉着，淡化黑色素和斑点，还能促使老旧角质脱落，帮助肌肤更新、增强细胞活力，让肌肤莹润光泽、更能推进细胞新陈代谢，延缓肌肤衰老。

下面就给大家简单列举几样自然食品

● 猕猴桃

含有丰富的维生素C、维生素E 以及氨基酸、肤醇等营养成分，具很好的美白、保湿及抗皱功效。

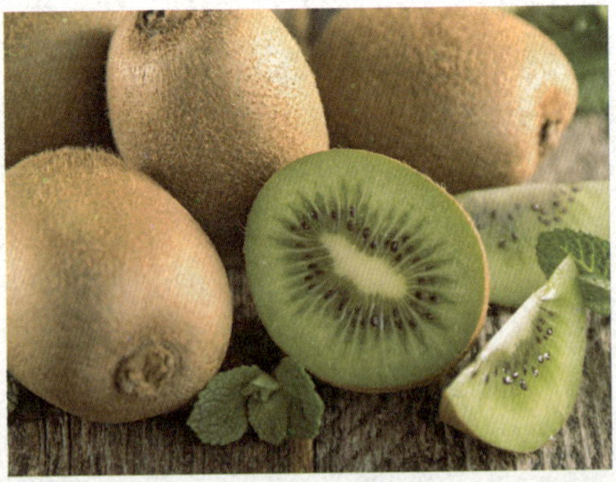

● 柠檬

柠檬能深层清洁肌肤，并有效调理分泌过旺的油脂，对肌肤有着很好的控油、美白、去斑之功效。

● 酸柑

酸柑能有效预防肌肤表层黑斑形

成，并去除多余角质，更具天然保湿效果。

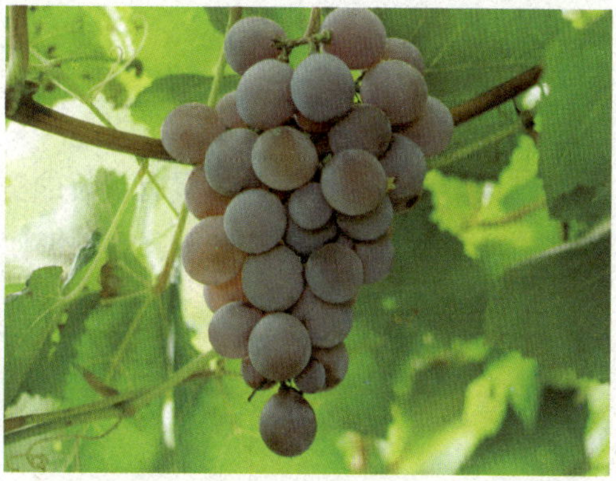

● 橙子

橙子含有很多人体所需的维生素，常食能改善粗糙肤质，调节油脂分泌，减淡干纹，令肌肤看起来更年轻。

● 葡萄

葡萄中所含的一种叫作葡萄多酚的物质具有极高的抗氧化功能，能有效延缓肌肤衰老；且葡萄籽也能软化和滋润肌肤。

● 荔枝

荔枝富含糖、蛋白质、果胶、维生素C 以及磷、铁等营养物质，常食能令人肌肤白里透红。

● 草莓

草莓中富含多种果酸，对肌肤有增白、保湿、增弹性之功效。

● 番石榴

番石榴富含果糖和葡萄糖，其维生素C 的含量要比普通水果高出好多倍，常食之能令肌肤美白、娇嫩。

● 番茄

番茄集美白效果和瘦身效果于一身，还能减少体内的维生素C的流失和抗氧化。

● 黄梨

黄梨具排毒、美白之功效，常食之能增加肌肤弹性，令肌肤透白，容光焕发。

● 牛油果

牛油果中含有丰富的脂肪酸以及维他命A、维他命E，具有强效的滋润和软肤功效。

● 苹果

苹果含有多种维生素，具有很好的美白功效，常食之能有效促进肌肤新陈代谢，清除毒素，使人面色红润，精神振作。

● 菠萝

菠萝能有效清洁肠道，促进排毒。

● 木瓜

木瓜能促进老旧角质的脱落，帮助肌肤更新。

04 雀斑、黑斑祛除不再愁

红润而光洁的面容，不仅能给观者以美感，而且也让自己精神愉悦，有益于身心健康。可是，有很多人脸上不是长有许多小雀斑，就是散布点点黑斑。

营养专家认为，面部出现雀斑或黑斑，往往是由于饮食中长期缺乏谷胱甘肽，而使皮肤内的酪氨酸形成多巴醌并氧化成多巴素，从而导致黑色素形成，色素沉着便成为了斑。

那么，究竟有没有什么妙方祛除呢?

下面就介绍一些食物疗法，让你从此以后不再为雀斑、黑斑犯愁。

祛斑汤

取红枣五颗，白僵蚕、白茯苓、白菊花、丝瓜络各5克，珍珠母10g，玫瑰花20g，加适量水煎好后，早晚饭后取汁各服用一次，连续服用10日以上，即可有效悦颜祛斑。需要注意的是，食用此汤期间，应该避免强光照射以及使用化妆品或刺激性强的肥皂，不吃辣椒、葱、姜、蒜、胡椒等辛辣刺激性食物。

牛奶核桃汤

取200g核桃、100g黑芝麻磨碎后调入牛奶、豆浆各100g，调匀后倒入锅内煮沸并打入生鸡蛋，边搅边煮。每日服用一次。60天见效。

山楂橘皮汤

取山楂和橘皮各20g，加水共煮，凉后用纱布滤渣取汁以蜂蜜调服。90天有效。

美颜汁

取100g雪梨，200g甘蔗，300g葡萄，洗净搅汁后去渣，与100g蜂蜜混合装入容器。早晚各以开水兑饮10mL。三月见效。

祛斑饮料

取黄豆、绿豆和红豆各100g洗净泡胀后混合捣汁，加入适量水煮沸后以白糖调味饮服，每日服三次。建议可长期服用。

化瘀净肤茶

先取决明子和薏苡仁各60g，用小火炒干备用；再取60g鱼腥草和艾叶、30g陈皮，洗净切碎后焙干备用；最后取30g红花与上述诸药混匀，保存。每日取上述混合品15g以开水冲泡代茶（可反复），每日一剂，10剂为一个疗程。此方能活血化瘀、清热解毒、祛斑美肤。但不适合孕妇、哺乳期妇女以及月经过多者服用。

祛斑果蔬汁

取番茄、橙子、苹果、黄瓜、香菜、芹菜各适量，切好一起放入搅拌机内搅汁后调入适量蜂蜜后饮用，每日两次。此果蔬汁具白肤、嫩肤、祛斑之功效，最宜经常服用。45天见效。

枸杞祛斑方

取枸杞10g，生地黄3g，研成细末后调匀，和15mL温酒服下。常用此方能令皮肤光洁、红润，消退面部诸斑。

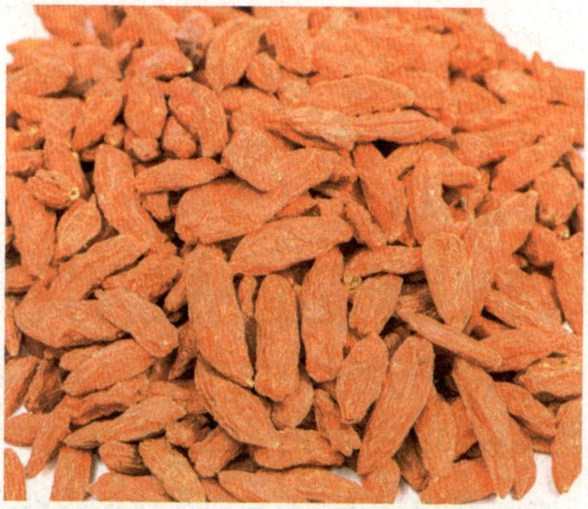

桑耳末

将桑耳焙干研成末，连续1 个月于每次饭后服用3g，能消退面部诸斑。

柿子干

柿子干有润心肺、祛雀斑和黑斑的功效，需要久食。

羊奶鸡蛋花

取50g冰糖以适量清水煮沸，倒入200mL羊奶，煮沸后再打入两只鸡蛋，边搅拌边煮，一分钟后盛起即可食用。

核桃仁牛奶芝麻羹

取30g核桃仁、20g黑芝麻研碎，调入300g牛奶和200g豆浆，再放入锅中煮沸后加适量白糖，于每日早晚各食用1碗，有润肤悦颜之功效。

祛斑粥

取生薏苡仁、白扁豆、芡实各10g，莲子、赤小豆各15g，生山药30g，大枣10 颗，加水适量，煮30分钟后加入200g粳米同煮，熬成粥后加入适量冰糖调味，每日早晚各吃1碗，久食效果更好。

牛肝粥

取100g粳米，放入白菊花和装好白僵蚕和白芍各9g，白茯苓、茵陈各12g，生甘草300g，丝瓜30g的纱布袋，加水同煮，成粥后捞出药包，再下入25g洗净切好的鲜牛肝，煮熟后加入料酒、盐、葱、姜末、味精、胡椒粉等调味，吃肝喝粥。每日服食两次，10天为一个疗程，连服三个疗程（每个疗程隔一周），定有疗效。

三仁美肤粥

取桃仁、甜杏仁、白果仁各10g研成细末，50g粳米放入砂锅，加入适量水，以旺火煮沸，再打入一只鸡蛋，改用文火煨粥，粥成时加入适量白糖调味。于每日早餐食用一次，20次为一个疗程，间隔5天后接着服用下一个疗程。此粥有活血化瘀、润肠通便之功效，食用此粥能减少面部色素沉积，延缓皮肤衰老。

05 五种食物让你看不见黑眼圈

夜以继日地加班、彻夜地尽情娱乐……第二天一早，一对“熊猫眼”就成了难以抹杀的“疲劳”铁证。怎么办？是抹上厚厚的粉底，还是干脆故作不知？

孙子兵法有句名言叫作“知己知彼，百战不殆”，你想要彻底“消灭”黑眼圈，就应该先找出其形成的原因，再将其“一举击中”。

美容专家指出，黑眼圈大致可分为血管型和色素型两种。血管型黑眼圈受先天性影响较大，是因为皮下的组织特别少且眼眶周边的皮肤又非常薄，当血液循环不畅或遭遇血管扩张时，就形成了黑眼圈；色素型黑眼圈主要是后天的色素在眼眶周边沉淀而产生。

当然，后天的生活作息不良，如吸烟饮酒、情绪低沉、思考过度或是熬夜导致睡眠不足、缺乏体育锻炼以及过敏性鼻炎或眼部卸妆不彻底等都是导致黑眼圈的最常见原因。

如何将黑眼圈扼杀在萌芽状态之中？合理均衡的饮食是保证充足的睡眠、进行适量的有氧运动之外的最有效的良方。

下面就给你介绍5种可以令你的黑眼圈消失不见的食物，你只要在日常饮食中稍加注意，合理膳食，就能轻而易举地让自己的黑眼圈消失不见，从而省却一笔购买眼霜或眼膜的“昂贵支出”。

● 芝麻

我们都知道芝麻具有很好的乌发作用，却往往不晓得其消除黑眼圈的功效也是一流。

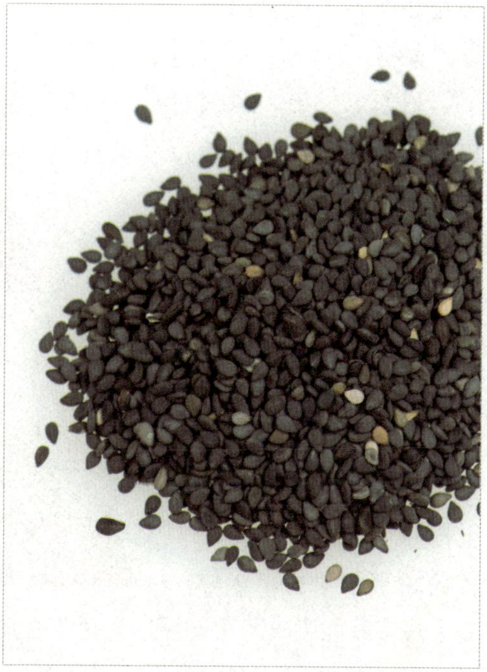

芝麻中含有丰富的维生素E，食用芝麻能对眼球和眼肌起到很好的滋养作用，从而有效缓解黑眼圈的形成。

有人称芝麻为“神奇的魔法食物”，因为它既能乌黑亮丽秀发，又能消除黑眼圈，可谓一举两得。

另外，核桃仁、葵花籽、花生等也是维生素E 含量丰富的食物。

前面有内容提过，铁质是血红蛋白的核心构成成分，适量补充铁质能够有效增加血红蛋白，使其输送氧分和营养成分的能力得到有效增强。

海带含有丰富的铁质，因此长期食用也能有效缓解黑眼圈的形成。

● 绿茶

电脑辐射也是致使黑眼圈形成的罪魁祸首之一。科学家研究发现，所有绿茶中都含有一种浓缩多酚，能有效抑制电脑辐射对皮肤支持纤维的破坏作用，饮用绿茶，不仅能补充抗电脑辐射的植物营养素，有效消除因电脑辐射引起的黑眼圈，还能帮助身体脂肪代谢，也能安定睡眠质量和缓解疲劳。

另外，将泡过的绿茶装入布包外敷于眼眶上也能起到有效消除黑眼圈的作用。

● 胡萝卜

维生素A 是除了能对眼球和眼肌起滋养作用的维生素E 之外的又一有效营养素。

胡萝卜中含有丰富的维生素A，不仅能促进眼眶周边上皮组织的新陈代谢功能，有效改善黑眼圈，还能增进视力。要增加维生素A 的摄入量，胡萝卜应该是当之无愧的最佳选择。

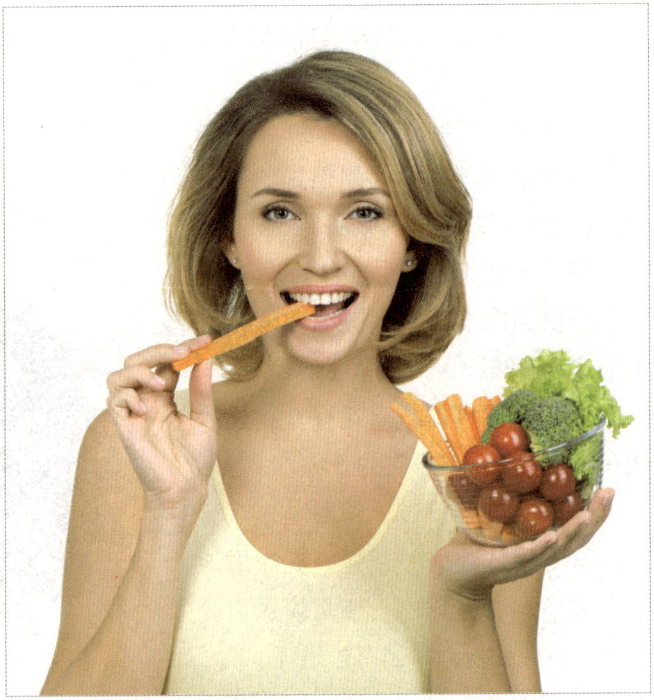

另外，苜蓿、动物肝脏、奶油、甜杏等也是维生素A含量较为丰富的食物。

科学家指出，蛋白质是促进细胞再生的最重要物质。所以经常食用富含优质蛋白质的鸡蛋，能够有效地减少或缓解黑眼圈的形成。

但是，需要指出的是，并不是我们每天吃多少鸡蛋，我们的身体就能吸收多少蛋白质，因为营养学家指出人体每天最多只能吸收两个鸡蛋所含的蛋白质。

有一部分人认为食用生鸡蛋很有营养，于是养成了食用生鸡蛋的习惯。其实，这是一个误区，因为生鸡蛋极不易被我们的胃消化，而且往往携带大量细菌，所以吃鸡蛋还是以白煮蛋为最佳。

另外，猪瘦肉、鱼虾以及其他禽蛋等也都含有大量的优质蛋白质，经常食用这类食物也能有效抑制或减少黑眼圈的形成，可是因为鸡蛋的蛋白质结构跟人体的蛋白质结构最切近，所以更易于被人体吸收。

06 祛痘应该这样食

“痘痘”也称“青春痘”“粉刺”“痤疮”，常见于青年男女面部，一般来说痘痘的产生是由于青春期体内新陈代谢旺盛，毛囊皮脂的分泌亢进而又难以排出产生堆积，引发毛囊周围发炎所致。

中医认为，“痘痘”从本质上看其实是一种因丙酸杆菌感染引起的皮肤病，它的产生大多与日常饮食过于肥腻厚味或辛辣温热有关。

俗话说得好：“解铃还需系铃人。”既然痘痘的产生与我们日常的饮食有很大关联，那么我们是否可借由改善饮食而祛痘呢？答案是肯定的。

下面就介绍几种简单的饮食祛痘法，以供试用和参考。

豆浆

温热直接饮用，能有效消退痘痘，可坚持长期饮用，效果最佳。

黄豆芽汤

取适量黄豆芽，洗净后加入适量水，先用旺火煮沸，再改用文火煎30分钟左右，即可连汤服食。

山楂桃仁茶

取山楂、桃仁、贝母各9g、荷叶半张，加水1000mL，旺火烧开后再改文火煎20分钟左右，滤渣取汁装入暖瓶，用之冲泡绿茶饮服，连服30天即能显效。

西红柿芹菜雪梨汁

取西红柿1个、雪梨150g、芹菜100g，将西红柿去皮、雪梨去皮核、芹菜去叶后切小段，与1/5个柠檬一起放入榨汁机榨汁。每日饮服1次，适合长期服用。

苦瓜汤

洗净半条苦瓜半条，切成碎块后加水适量，文火煮至稀烂，不加调味料，每日饮服一次。

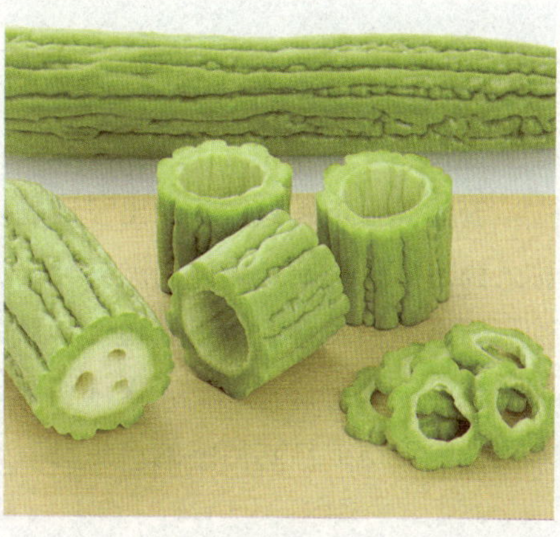

三叶汤

取桑叶、枇杷叶、竹叶各15g，加水适量，先旺火烧开，再改文火煎15 分钟左右。每日煎两次，饮汤。

鱼腥草汤

将20g鱼腥草洗净沥干，加水适量煎汤，每日分多次饮服，并将废弃的鱼腥草捞起捣烂绞汁，敷于患处，连续食用两个月即可见效。

胡萝卜汁

取胡萝卜1个，去根须及缨头后切碎；取150g芹菜去叶切成小段；再取一剥皮小洋葱，切碎为丁，将这三样一起放入榨汁机榨汁。每日饮服一次，连续数日，直至痘消。

苹果胡萝卜包菜汁

取苹果、胡萝卜各200g、包心菜100g，将这两样洗净后切碎放入榨汁机内榨汁后，调入适量蜂蜜饮用。常服可显效。

海带炖绿豆

取海带、绿豆各15g、玫瑰花6g（以纱包装好）、甜杏仁9g，加水同炖，绿豆炖开后捞出纱包，加入适量红糖调味。每日服食1次，连服30天即可起效。

五味丸

取党参、苦参、丹参、沙参各30g、核桃仁20g，分别研成细末后调匀成丸，于每晚以凉茶送服。

薏苡仁百合

取薏苡仁30g、百合6g，加水适量，先旺火煮沸，再改文火熬1小时左右，加适量糖或蜂蜜调味服食。

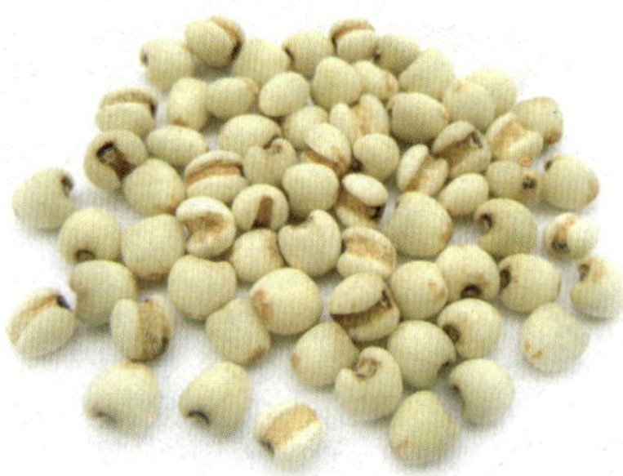

总而言之，皮肤就是我们人体健康的晴雨表。一旦发现皮肤出现异常，就应该警醒，肯定是身体代谢出了问题，必须进行调整。而痘痘的产生，临床医学称之为暗疮，主要是人体内激素分泌过剩刺激皮肤表面的皮脂腺而分泌出过多的油脂，进而引发细菌快速繁殖而导致的皮肤化脓反应。要有效抑制过盛的激素分泌，就必须进行饮食调节，保证科学饮食。只有这样，才能保障肌肤健康，从根本上祛除痘痘或预防痘痘的产生。

07 去除鱼尾纹的食疗法

鱼尾纹的产生，本质上是皮肤胶原蛋白流失、弹性纤维断裂及保湿能力下降的结果。虽然护肤品能作用于表面，但真正的改善源于内在。通过针对性饮食，我们可以为肌肤提供关键营养，从源头上延缓衰老、减淡细纹。食疗的核心策略在于“三重防护”：促进胶原合成、对抗氧化损伤和深层锁水保湿。

首先，补充“胶原蛋白促进剂”是基础。维生素C是合成胶原蛋白的关键催化剂，务必确保每日摄入足量的鲜枣、猕猴桃、草莓及西兰花。同时，胶原蛋白本身是一种蛋白质，因此多吃豆制品、鸡蛋、鸡胸肉和深海鱼能为身体提供充足的合成原料。

其次，摄入“强大的抗氧化剂”至关重要。它们能中和导致皮肤老化的自由基。日常饮食中，请多选择富含维生素E的坚果、富含维生素A的胡萝卜和菠菜，以及富含Omega-3脂肪酸的三文鱼和核桃。这些食物能共同构筑一道坚固的防御线，保护现有胶原蛋白不受损。

最后，由内而外的“深层保湿”能让皮肤更饱满。除了每日饮用1.5-2升水，还可多食用富含天然透明质酸的山药、海带和菌菇类，它们能高效捕捉水分，避免皮肤干瘪，从而让细纹显得不那么明显。

谨记，食疗需避开“高糖”和“油炸”两大陷阱，因为它们会加速胶原蛋白的糖化和氧化。再配合严格的防晒与充足睡眠，您便能通过这套温和而有效的内调方法，见证眼周肌肤重现饱满光泽的奇迹。

下面为您介绍几种操作简便、食材易得的具体食疗方，旨在从内滋养，帮助对抗鱼尾纹。

胶原焕活莓果奶昔

这款奶昔是抗氧化和促胶原的完美结合。蓝莓和猕猴桃提供大量维生素C，刺激胶原蛋白合成；奇亚籽富含Omega-3，能滋润皮肤、减少炎症；杏仁则为皮肤提供了维生素E。

原味酸奶150ml，猕猴桃1个，蓝莓30克，奇亚籽10克，生杏仁少许；将猕猴桃去皮切块，与蓝莓、酸奶一同放入搅拌机；搅打均匀后倒入杯中，加入奇亚籽搅拌均匀，静置5分钟让奇亚籽膨胀；最后在表面撒上少许杏仁碎即可。

三文鱼番茄抗氧沙拉

三文鱼是优质蛋白质和Omega-3的顶级来源，能强化皮肤细胞膜。煮熟的番茄能释放更多番茄红素，这是一种强大的抗氧化剂，能有效保护胶原蛋白。

三文鱼排150克，小番茄200克，橄榄油、柠檬汁、黑胡椒、盐少许；将小番茄对半切开，放入烤箱180℃烤15分钟至软糯（或用少许橄榄油煎软）；将三文鱼用厨房纸吸干水分，用盐和黑胡椒腌制片刻，用橄榄油煎熟或烤熟；烤好的番茄和撕成块的三文鱼混合，淋上少许橄榄油和柠檬汁即可。

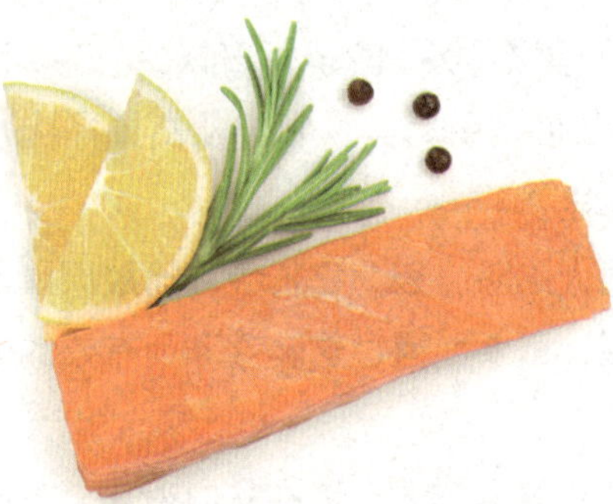

红枣山药滋润养颜羹

山药富含天然保湿因子——多糖和粘蛋白，能有效提升皮肤的水润度。红枣则富含维生素C，且能增添自然甜味，免去额外加糖。

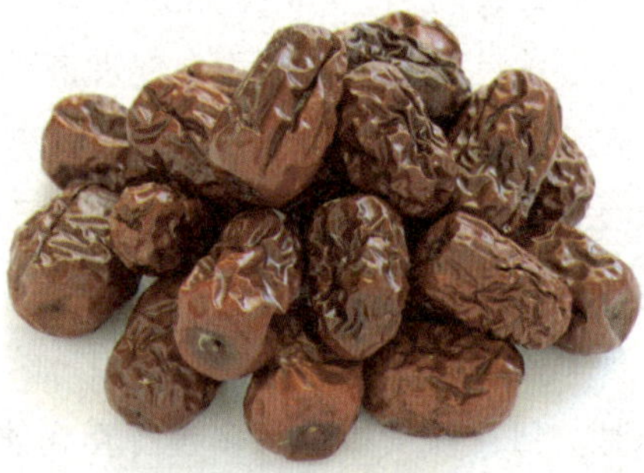

铁棍山药1根，红枣5-6颗，枸杞少许；将山药去皮切段（处理时可戴手套防痒），红枣去核；将所有食材放入破壁机或豆浆机中，加入适量清水，选择“米糊”或“豆浆”模式；完成后可加入少量枸杞点缀。喜甜者可趁热加入少量红糖。

→食用须知

持之以恒：食疗法贵在坚持，将其融入日常饮食，方能逐渐见效。

综合护理：食疗的同时，务必配合每日防晒、充足睡眠和科学护肤，才能最大化效果。

均衡饮食：以上方子作为补充，基础仍是一日三餐的均衡营养。

第三章

四惯五简——跟压力说“再见”

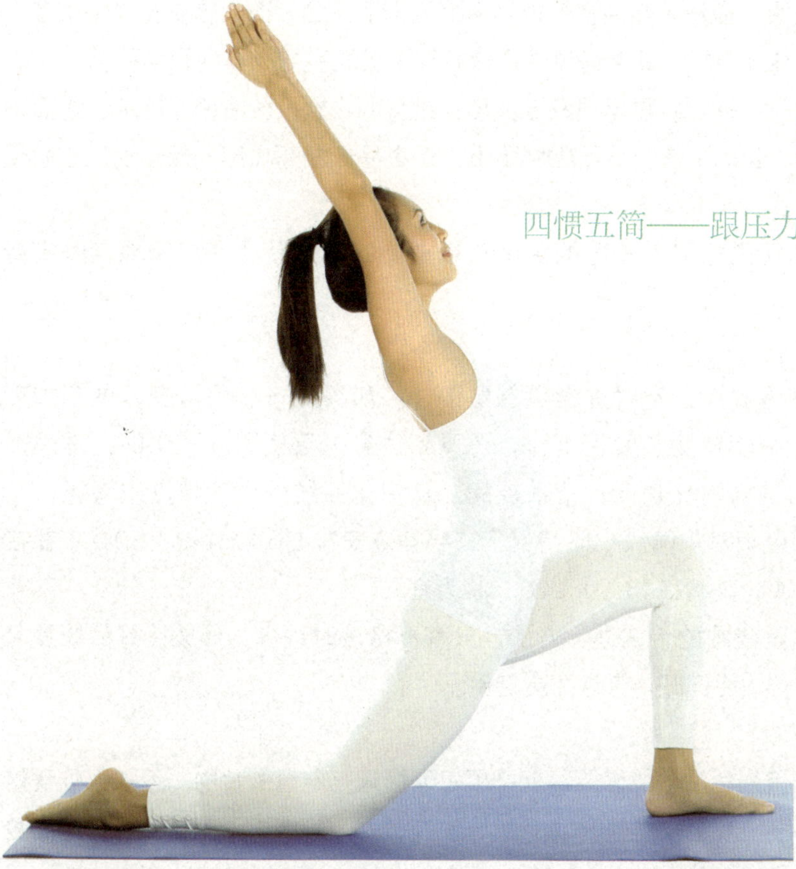

中医学指出，日常饮食与减压密切相关。

当人在面对压力时，身体往往需要消耗比平常更多的养分。而同时压力会令人体内的“可的松”激素增加，而“可的松”的增加会令我们的食欲大增。所以，当我们面对压力时，在吸收充足营养同时，还要注意克制饮食，做到饮食均衡。

最后，养生专家提醒大家：“饮食有规律，压力无影踪！”

第一节 沮丧时小心陷入贪吃的沼泽

医学家证明，指挥人类摄食的神经中枢位于下丘脑，而大脑皮质也是主管人类精神活动的神经中枢，其会通过传递信息到下丘脑引导人类的饮食行为。

人在沮丧时，往往容易出现食欲大增，进食的次数及分量明显增加，进而陷入贪吃的沼泽。长此下去，导致肥胖不说，还容易形成高血压、冠心病、心肌梗死等一系列症状。

沮丧时如何避免陷入贪吃的沼泽？最重要的一点就是有规律地定时定量饮食。

→定时饮食：

要维持身体健康，定时进食是首要条件。如果人一感到沮丧，就不加节制的进食，必将使胃肠长时间工作，得不到休息，致使胃肠消化的正常规律被打乱，从而削弱消化功能，招致疾病。从消化系统的生理特点来考虑，一日三餐的时间应相对规律。一般情况下，早餐应安排在6：30~8：30，午餐在11：30~13：30，晚餐在18：00~20：00为宜。

一日三餐是我国的传统进食方法，只有严格按时进食，形成良好的饮食习惯，才能使消化功能健旺，身体才会健康。

→定量饮食：

人体要维持生命活动的需要，就必须每天摄入一定量的食物。但如果饮食量超过一定的限度，就会损伤脾胃功能，导致疾病。一般情况下，早餐提供的能量应占每天总能量的25%~30%，午餐约占30%~40%，晚餐占30%~40%为宜。可根据职业、劳动强度和生活习惯进行适当调整。

现代医学也指出，导致大脑早衰的一种主要物质就是人脑中的纤维芽细胞生长因子。人一旦贪吃，进食过饱，这种细胞因子就会猛增数万倍。而大脑是人体的最高司令部，其一旦早衰，其余的器官也会随之衰老。

因此，现在流行一种说法："生气归生气，别拿自己的胃开玩笑。"即当你感到沮丧时，不要随性无节制地进食。否则，只能在贪吃的沼泽里越陷越深，最终吃苦受累的还是你自己。

第二节 快乐进餐，胜过吃药

有资料显示，消化系统癌症患者中有80%左右的人都反映平时进餐时情绪不好。

养生学家指出，快乐进餐有利于营养的充分吸收，从而增强人体免疫力，是最有效的“食疗”。

我们平常都有这样的体验，当我们一个人进餐时，常常会觉得索然无味、孤单、食难下咽。为什么会出现这种现象呢?

原来，人的高级神经中枢活动与胃肠的消化功能的好坏息息相关。这也就是说，食物消化过程的好坏取决于一个人情绪良好与否以及食欲旺盛与否。当一个人感觉孤单时，情绪往往低落，此时肾上腺分泌物以及肾上腺素就会大量增加，从而阻碍胃中消化液的分泌以及胃肠的正常蠕动，导致食物的消化吸收功率降低。如此一来，食物在胃内停留时间过长，人就没有饥饿感，从而丧失食欲。

那么，如何塑造快乐的进餐气氛呢?

找个共同进餐的快乐伴侣。

找个共同进餐的快乐伴侣，能营造出快乐的进餐氛围，令自己的心情舒畅，从而使自己保持良好的食欲与消化功能。

此外，一边吃饭一边说话，不仅能使消化液在快乐和谐的气氛中大量分泌，有助于促进食物营养的充分吸收，更能缓解来自生活或工作各方面的压力，对于我们的身心健康都大有裨益。

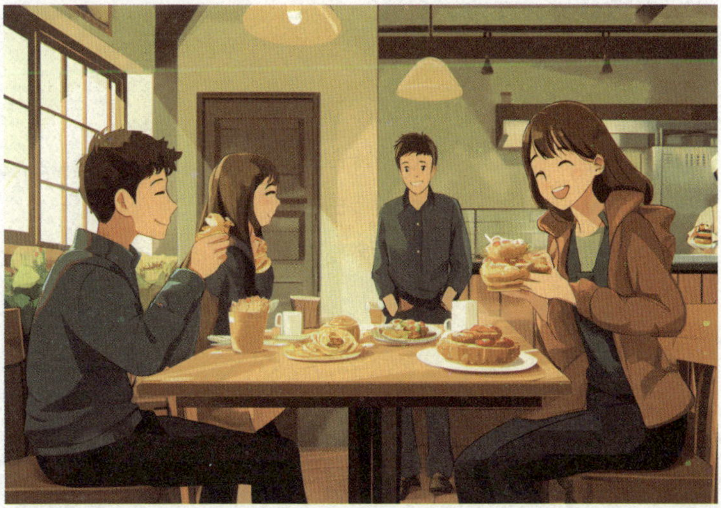

第三节 科学有规律，压力无影踪

“身体就是革命的本钱”。可是，在如今这个竞争激烈的社会，大多数人将全身心都投入到工作中，完全忽略了身体，不注重科学进餐。在他（她）们获取骄人业绩的同时，压力与疲劳就像一块难以搬走的巨石，令他（她）们身心俱疲。

经调查发现，无论是体力上的疲劳，还是脑力上的疲劳，在生活中都比较常见，但现在人们承受得更多的往往是心理上的疲劳。

现代工作与生活不断加快的节奏，常常令人们的精神负担严重超负荷，使他（她）们的心理处于一种极度混乱与不安的状态，从而容易变得抑郁、沮丧和焦虑，进而感到精力不佳、体力不支，事事“力不从心”。

其实，食物是能量的最基本的来源，是人的精力与体力的重要保证。因而遵循合理营养、科学进餐，能有效防止疲劳。

那么，如何科学进餐呢?

→注意补充水分：

在每次进餐前一小时补充一杯水。因为食物的消化过程离不开消化液，而消化液如唾液、胃液、胆汁、胰腺液等的主要成分都是水。

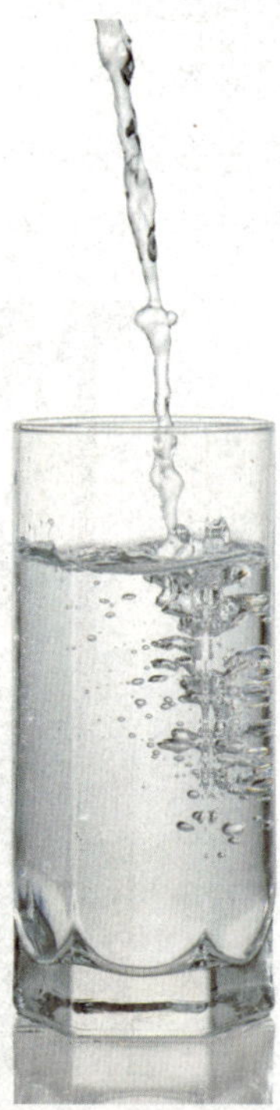

正式进餐前一个小时空腹饮一杯水，便于水分被及时补充到各组织细胞中去，从而满足分泌消化液的水分需求，有助于进食时胃肠对食物的消化与吸收。

正确的补水量是，早餐前多喝水，午餐前略少，晚餐前再少一点。

需要提醒的是，餐前饮水不宜饮浓茶，而应以白开水为宜。因为茶水有很明显的利尿作用，饮之只能使水分更加缺失，影响到人体的水平衡。

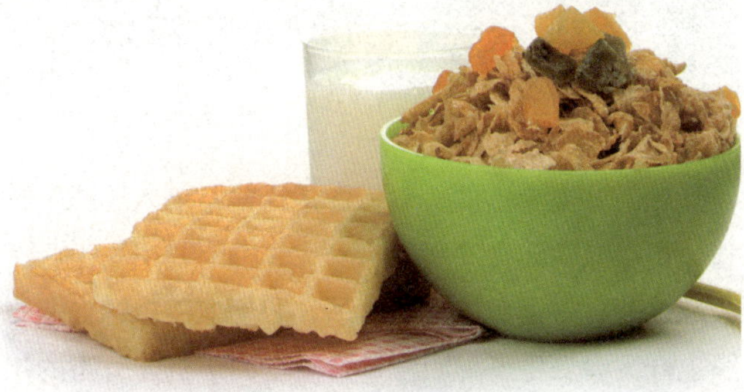

→认真对待早餐：

很多人似乎是一睁眼就赶着去上班，要么不吃早餐，要么就狼吞虎咽地扒上几口。如果早上就这么对付，那么一到10 点左右往往就会感觉疲倦，头昏眼花。我们在前面的内容提到了，人处于饥饿状态时，被人体大脑、血细胞以及视网膜所依赖的血糖往往会渐渐下降，从而影响到人体这些器官的功能与活力。

如果你想维持充沛的精力，就一定不可忽视早餐。当然，在感觉疲劳和饥饿时也通过适量的巧克力或其他甜食迅速补充体能，以提高血糖浓度，预防或减缓疲劳。

→不吃隔夜菜肴：

因为菜叶中往往都含有大量的硝酸盐，而菜肴搁置一夜之后，硝酸盐在细菌的作用下会形成一种能影响人体血液内红细胞载氧能力的亚硝酸盐，从而使机体缺氧，损害健康。

→不以水泡饭：

食物必须经过牙齿不断咀嚼才能有效刺激唾液腺分泌唾液，促进胃对食物进一步的消化和吸收。水具有很好的润滑作用，假如我们用水泡饭吃，食物就很容易不经过牙齿的咀嚼而被吞咽下去。如此一来，不仅会加重胃的负担，还会冲淡胃液，影响胃对食物的消化作用，甚至还会使胃部的饱胀感增加，从而影响到正常的食欲，并引发胃痛。

第四节 饭后一杯茶，降压又解压

面对一桌丰盛的美食，你是否常常陷入这样一种状态：一边为美食垂涎，一边又担心血脂升高?

的确，一通山吃海喝之后，我们血液中的血脂水平会无可避免地上升，而血脂上升又会滋生一种叫作氧自由基的于机体有害的物质，这种物质会导致血管出现暂时性硬化与收缩，即高血压。

难道我们就这样畏首畏尾，束手无策了吗?

最近，日本研究所研究发现，茶叶中含有的一种抗氧化物质，能有效抵抗自由基。因此，在饭后喝一杯茶，能有效降低血脂，软化血管，促进血液流通，起到减压的作用。

在某项医学研究中，医学研究人员让6 位年龄在22耀40 岁之间的健康志愿者在吃下了含有80%脂肪的高脂食品后，一组志愿者喝白开水，另一组则喝茶。研究结果表明，那组喝茶的志愿者的血流量比较大，这证明茶叶中的抗氧化剂起到了保护血管正常功能的有效作用。

医学研究人员还指出，对于健康人而言，长期食用高脂食物很容易形成动脉硬化，而仅仅一顿高脂饮食，就足以令心脏病患者的心脏病发作。所以，消除饮食中过多摄入脂肪而导致的血管压力，饭后一杯茶意义是非常严重的。

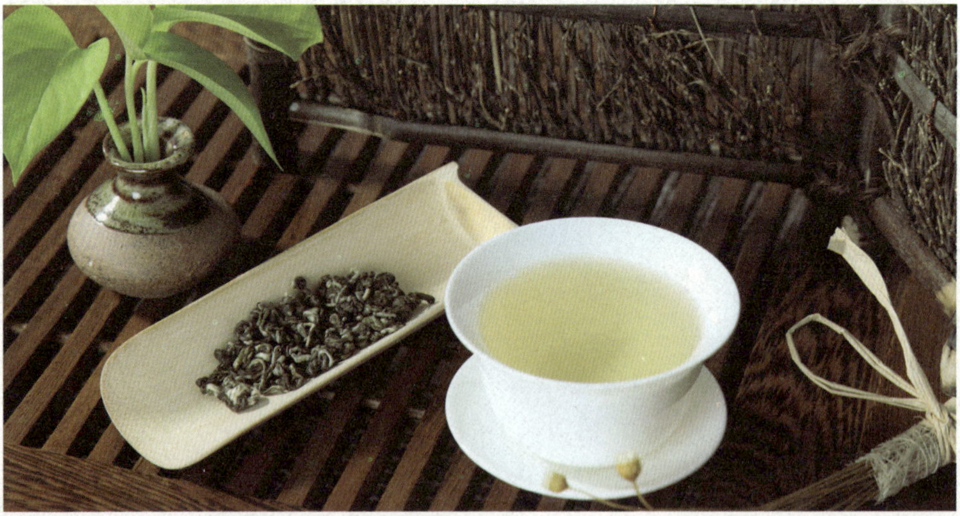

第五节 “食全食美”消烦减压食谱

单调而枯燥的工作和推脱不了的各种应酬与责任……在这个快节奏的现代生活中，现代人面临重重压力。

旅行、娱乐、健身……花样繁多的减压的方法，令人应接不暇。但是，为什么人们就没有思索是否有更简易的减压之法呢?

其实，饮食减压是一种既方便、经济又有效的方法。下面就告诉你一些具有减压功效的菜肴以及粥食的制作方法，让你“食全食美”消烦减压!

01 简易小吃

◇ 明虾沙拉

降压指数：★★★★☆
营养指数：★★★★☆
推荐指数：★★★★★
个人评分：90分

原料：大明虾500g，黄瓜片50g

配料：蒜丝、葱段、生菜2 片、色拉油、沙拉酱、盐各适量。

做法：

1. 将锅洗净，烧适量清水煮沸。
2. 将大明虾下到锅里焯熟后捞出。
3. 以少许白酒帮助明虾去味后再去壳。
4. 将生菜叶撕成小片后泡入冰水备用。
5. 将黄瓜片、蒜丝、葱段、明虾与泡过冰水的生菜叶装入同一盘中。
6. 调入沙拉酱和盐拌匀。
7. 最后淋上适量色拉油。

◎注解 明虾含钙量非常丰富。情绪容易激动、爱发脾气的人食此菜肴，能起到镇静情绪、改善易怒倾向的有效作用。

◇香浓土豆泥

降压指数：★★★★★
营养指数：★★★★☆
推荐指数：★★★★★
个人评分：95分

原料：500g土豆（中等大小约3个）、250g酸牛奶

配料：30g黄油、5g茴香籽、5g碘盐、香菜末、辣椒面适量

做法：

1.将土豆带皮洗净，放入锅里，加水适量以旺火煮沸，后改成文火慢炖。

2.将炖烂的土豆捞出，放到凉水中冷却后去除表皮。

3.将锅洗净置于火上，放入黄油，待黄油热好后，再加入茴香籽、碘盐、香菜末和辣椒面，炒30秒左右后倒入酸奶拌匀，灭火。

4.将土豆放到容器中捣成细泥。

5.将调制好的配料缓缓倒入盛有土豆泥的容器内搅拌均匀至土豆泥软硬适中，即可食用。

◎注解 土豆中蕴含有丰富的维生素C以及钾，牛奶中含有大量的钙质。该食物不仅能有效消除压力，更能和胃调中、健脾益气，且对胃溃疡以及习惯性便秘等症有很好的治疗作用。

◇番茄比萨

降压指数：★★★★☆
营养指数：★★★★☆
推荐指数：★★★★☆
个人评分：85分

原料：400g高筋面粉、200g低筋面粉、番茄2个

配料：12g干酵母粉、300mL温水、35g橄榄油、12g碘盐、25g白砂糖、20g蛋黄；洋葱、玉米粒、扁豆、奶酪、番茄酱各适量

做法：

1.将干酵母粉用温水调匀。

2.将调匀的酵母水倒入盛着两种面粉的面盆中搅拌均匀。

3.将橄榄油、碘盐、白砂糖、蛋黄加入面盆中，和面团。

4.反复揉搓面团直至完全和匀，用保鲜膜将其封起来发酵30 分钟以上。

5.当面团膨胀为两倍大时，取出面团擀成扁圆面皮，并用叉子在面皮中央叉出几个小洞。

6.将烤盘刷一层油，放上面皮再次发酵30分钟左右。

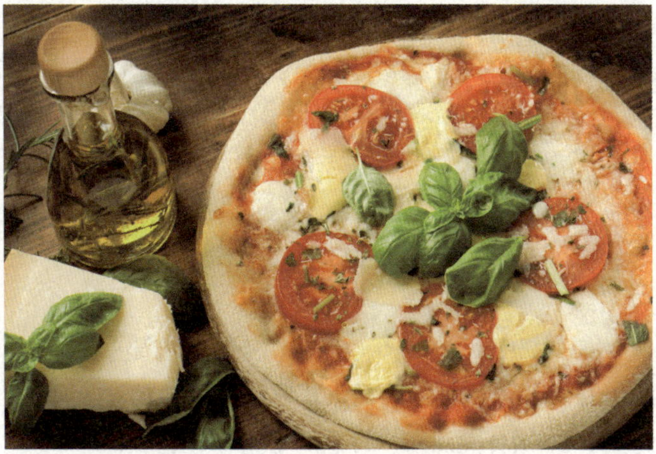

7.将扁豆炒熟、玉米粒煮熟、奶酪刨丝备用，切好洋葱和番茄。

8.将烤箱温度调至210℃，预热两分钟后，放入发酵好的面皮烘烤成金黄色后取出。

9.在烤好的比萨面皮上涂上一层番茄酱后，再撒上一层适量的奶酪丝，撒上备好的扁豆、番茄块、洋葱粒以及玉米粒，完毕后再撒上一层奶酪丝。

10.将烤箱温度调至200℃预热，再把铺好馅料的比萨放入烤箱烤10分钟左右，至颜色恰到好处即可取出食用。

◎注解 番茄通过加热，番茄红素的含量就会大大增加，人食之能增强机体总体抗氧化能力，预防血液黏稠和血栓的产生，并降低冠心病发作的概率，更重要的是食用后能产生有效对抗压力的自由基。

◇ 风味烤玉米

降压指数：★★★★☆
营养指数：★★★★★
推荐指数：★★★★☆
个人评分：90分

原料：玉米棒两根

配料：奶油、酱油各一大匙、辣椒粉四匙、糖一小匙、盐少许。

做法：

1.将玉米棒去皮、去丝，洗净后切成段。

2.将切成段的玉米段放入盐水中煮20 分钟，捞出沥干水分备用。

3.将玉米涂上奶油，撒上糖后用铝箔纸包起，并放到烤架上（烤箱也行）烧烤5分钟左右。

4.将烤好的玉米拿出，涂上酱油、撒上辣椒粉和盐。

5.将玉米放到烤架上继续烤，并不时翻动令其充分入味，烤至熟透并微焦香，即可食用。

◎注解 玉米含有的粗纤维比精米、精面高4~10倍，且含有丰富的镁、钙、磷、硒、卵磷脂、维生素E等，能强健脑细胞，防疲劳、失眠、健忘等症，且能有效促进肠壁蠕动，助推机体排除废物，更能降低血清胆固醇。

◇ 巧克力核桃酥

降压指数：★★★★★
营养指数：★★★★☆
推荐指数：★★★★★
个人评分：96分

原料：4只鸡蛋、50g核桃仁（坚果类都可）

配料：半匙精盐、两匙炼乳、半杯白糖、半杯牛奶、250g低筋面粉、三匙可可粉、一匙酵母粉、一片香草片、少量小苏打少量

做法：

1.将核桃仁炒熟后研碎成粉备用。

2.打鸡蛋，分开蛋黄和蛋清。

3.往蛋清里加盐搅拌至起泡后分边加入白糖边搅拌，直至白色乳沫状出现，再倒入蛋黄进行搅拌。

4.将低面筋粉、可可粉、酵母粉、小苏打、香草片以及牛奶分别加入蛋糊中，缓缓搅拌均匀。

5.将炼乳放入小碗中，放入微波炉加热至软化后，再倒入面糊中，然后加入核桃粉搅匀，最后将混合物倒于模型中，封上微波薄膜，放入微波炉中用中火加热5分钟，再改用高火烤3分钟左右。

6.将烤好的酥糕取出扣在盘上，稍凉即可食用。

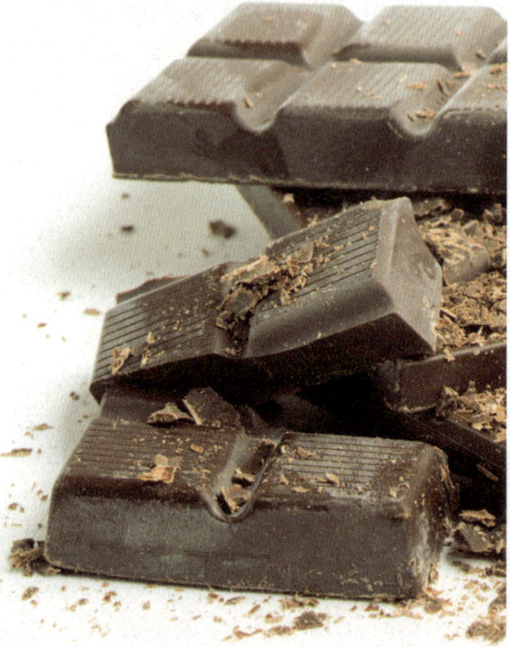

◎注解 巧克力能令人体分泌出一种类似兴奋剂的物质，使人心情感到愉快、轻松；核桃仁能对脑神经起到很好的保健作用，抑制动脉硬化。因此，感觉压力和疲劳时，来块巧克力核桃酥，对于纾解压力解除疲劳功效颇大。

◇菠萝包菜卷

原料：1个菠萝、包菜叶适量

配料：250g色拉油、300g面粉、水适量

做法：

1.将菠萝去皮并切成薄块，包菜叶洗净撕好。

2.以水将面粉调成面糊。

3.将色拉油倒入洗净后的锅中烧热用勺子将面糊舀入锅里，摊成一个个的薄饼。

4.将切好的菠萝块以及撕好的包菜叶摊到薄饼上。

5.将摊有菠萝块和包菜叶的薄饼卷成圆筒状即可装盘。

降压指数：★★★★☆
营养指数：★★★☆☆
推荐指数：★★★★☆
个人评分：80分

◎注解 包菜含有大量的维生素B，能对甲状腺和肾上腺起到很好的保养作用；菠萝含有的菠萝朊酶，能改善局部的血液循环，减少肾炎发生概率。可以说，菠萝包菜卷是人体承受压力时最好的减压食物。

◇甜脆香蕉

原料：香蕉、面粉（随需而定）

配料：适量淀粉、适量色拉油

做法：

1.将面粉、淀粉调成糊状。

2.将香蕉剥皮。

3.用刀将香蕉从之间的位置剖为两半。

4.将色拉油倒入锅中烧热。

5.将剖好的香蕉放到面糊中滚一下，然后投入锅中。

6.待香蕉炸成金黄色，即可捞起。

降压指数：★★★★★
营养指数：★★★★☆
推荐指数：★★★★★
个人评分：90分

◎注解 香蕉中富含的一种叫作生物碱的物质，能振奋人的精神，起到提升人们信心的作用，有效对抗压力。

02 简易凉菜

◇ 莲藕拌蕨菜

降压指数：★★★☆☆
营养指数：★★★★★
推荐指数：★★★★☆
个人评分：80分

原料：150g莲藕、200g蕨菜、两根红辣椒

配料：蒜、高汤、碘盐、鸡精、香油各适量

做法：

1.将莲藕洗净去皮、切成丁（中等大小）；将蕨菜洗净切好。

2.向锅内加入适量水，旺火烧沸后将藕丁倒入开水中，焯熟后捞起。

3.将锅洗净后，倒入高汤并将切好的蕨菜放入，中火焖10 分钟左右，待蕨菜入味后，将其捞起沥干备用。

4.将红辣椒洗净切成丝，在开水中焯一下再捞起；将蒜洗净剁为碎泥。

5.将莲藕、蕨菜混在一起，加入蒜泥、鸡精、香油、碘盐拌匀后装入盘中，以红辣椒点缀即可。

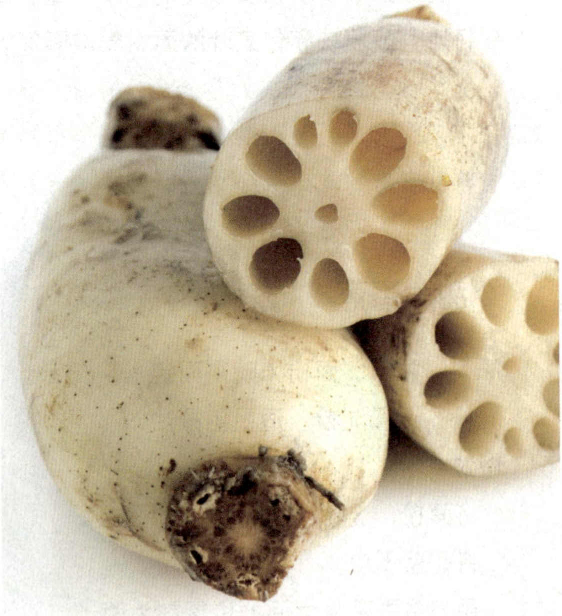

◎注解 莲藕含有丰富的维生素B_1、维生素C、维生素K和植物蛋白质、淀粉以及钙、铁等微量元素，此菜可补血益气，增强人体免疫力，营养价值极高。

◇ 凉拌苦瓜

降压指数：★★★★☆
营养指数：★★★★★
推荐指数：★★★★☆
个人评分：85分

原料：500g苦瓜

配料：香油、酱油、豆瓣酱、碘盐、味精、蒜各适量。

做法：

1.将蒜洗净剁为碎泥。

2.将苦瓜洗净去蒂、挖瓤，切成均匀的薄块。

3.向锅中注入清水，旺火烧沸。

4.将苦瓜放入开水锅中焯3 分钟后捞出过一下凉水，并沥干水分。

5.将蒜泥与苦瓜拌匀，加入味精、香油、酱油、豆瓣酱、碘盐一起拌匀即可。

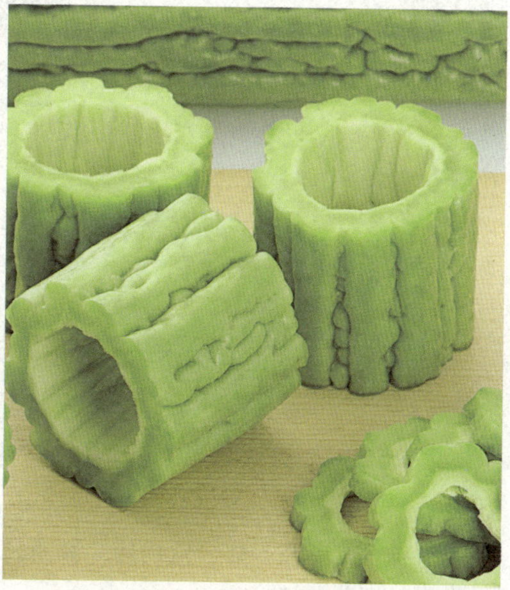

◎注解 苦瓜含有丰富的蛋白质、苦瓜甙、瓜氨酸、谷氨酸、丙氨酸、脯氨酸、半乳糖醛酸、5-羟基色胺、酌-氨基丁酸和胡萝卜素、维生素B_1、维生素B_2、维生素C以及钙、磷、铁等营养元素，具有增进食欲、健脾开胃、益气壮阳、利尿活血、消炎退热、清心明目、降血糖、提高机体的免疫功能、抑制恶性肿瘤生长等作用，老少皆宜。

◇ 白菜拌胡萝卜

降压指数：★★★★☆
营养指数：★★★★☆
推荐指数：★★★☆☆
个人评分：85分

原料：200g白菜、200g胡萝卜

配料：姜、醋、花椒、干辣椒、白糖、碘盐各适量

做法：

1.将胡萝卜、白菜洗净切成块。

2.向锅内注入适量清水，旺火烧沸。

3.将胡萝卜、白菜一一倒入锅中过水焯熟后取出再过一遍凉水，捞起沥干。

4.把姜洗净切成丝。

5.将胡萝卜、白菜混在一起，加入姜丝、花椒、干辣椒、白糖、碘盐、醋搅拌均匀，腌制70分钟左右即可。

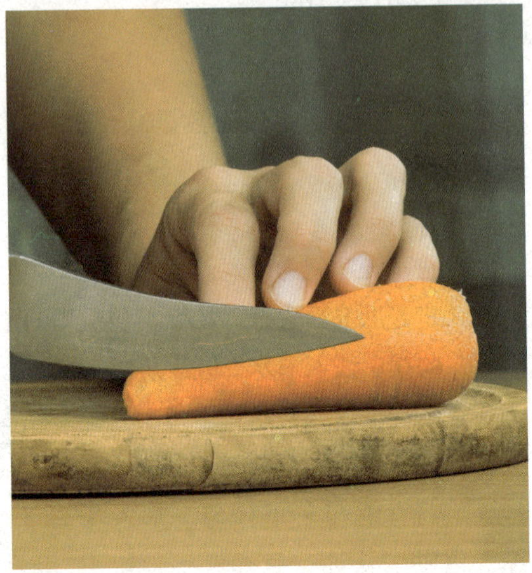

◎注解 白菜含有大量的粗纤维和维生素E，具有润肠、促进消化和排毒养颜的作用，且对预防肠癌有很好的作用。胡萝卜含有丰富的胡萝卜素、植物纤维和维生素，具益肝明目、健脾除疳、利膈宽肠、降糖降脂等功效。

◇ 凉拌黑木耳

原料：50g 黑木耳、青红辣椒各两根、香菜适量

配料：葱、蒜、醋、植物油、酱油、碘盐、白糖、干辣椒各适量

降压指数：★★★★☆
营养指数：★★★★☆
推荐指数：★★★★☆
个人评分：80分

做法：

1.打一盆清水，将黑木耳倒入盆中泡两个小时。

2.将泡发好的黑木耳洗净。

3.向锅中注入适量清水，旺火烧沸。

4.将黑木耳倒入锅中，焯两分钟后捞起。

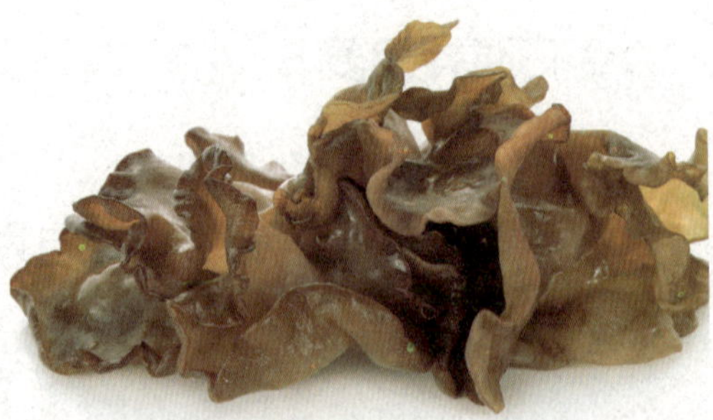

5.将青红辣椒洗净切成丝，将葱

和香菜洗净切好，蒜剁为碎泥。

6.倒入适量植物油到锅中加热，将干辣椒炸好、青红椒丝过一下油。

7.将黑木耳和青红椒丝装入一个盘中，加入碘盐、白糖、酱油、醋和香菜拌匀后撒入蒜泥腌3分钟左右。

8.将干辣椒浇在菜上面，撒上葱即可。

◎注解 黑木耳含有丰富的矿物质铁、磷、钙以及蛋白质、粗纤维、维生素等营养素，具有很好的清肺益气、镇静止痛、活血补血之功效。常吃能驻颜养血，使人容光焕发、肌肤红润，还能防治缺铁性贫血。

◇ 凉拌黄豆芽

降压指数：★★★★☆
营养指数：★★★★☆
推荐指数：★★★☆☆
个人评分：85分

原料：200g黄豆芽、500g洋葱

配料：干辣椒、花椒油、色拉油、花椒末、葱、碘盐各适量

做法：

1.将黄豆芽去帽、洗净并捞起沥干。

2.将洋葱洗净切成块。

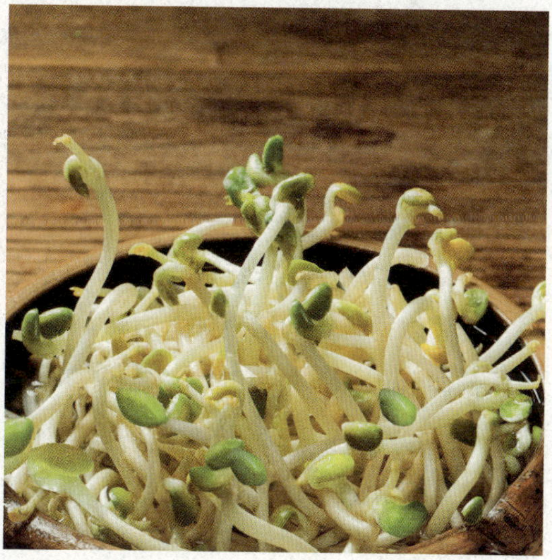

3.向锅中注入适量清水，旺火烧沸。

4.将黄豆芽和洋葱一起倒入锅中焯五分钟，然后捞起以凉开水焯一下并沥干水分。

5.将干辣椒洗净切碎放入油锅中炸1分钟，将葱洗净切成末。

6.将焯好的黄豆芽和洋葱拌在一起，加入适量花椒末和碘盐并淋上辣椒油、花椒油拌匀，撒上葱花即可。

◎注解 本品香辣适口，能通窍健脑、行气洁血、促进血液循环以及防治因高血压导致的头晕和头痛等症，是脑动脉硬化症和脑力劳动者的最佳饮食。

03 简易炒菜

◇ 西红柿菜花

降压指数：★★★★☆
营养指数：★★★☆☆
推荐指数：★★★★☆
个人评分：90分

原料：200g西红柿、400g菜花、100g小白菜

配料：姜、酱油、植物油、碘盐、白糖、鸡精各适量

做法：

1.将西红柿洗净，放入开水中烫3 分钟左右后去皮切成小块。

2.将小白菜洗净，切成段。

3.将菜花掰成小块并洗净。

4.把姜洗净切成丝。

5.向锅中倒入适量植物油，中火烧热后，将姜丝倒入锅中爆香后倒入菜花不停翻炒。

6.待菜花炒至七成熟时，倒入西红柿继续翻炒。

7.看西红柿快变软后，倒入小白菜继续炒两分钟，随后加入适量碘盐、酱油、白糖、鸡精即可。

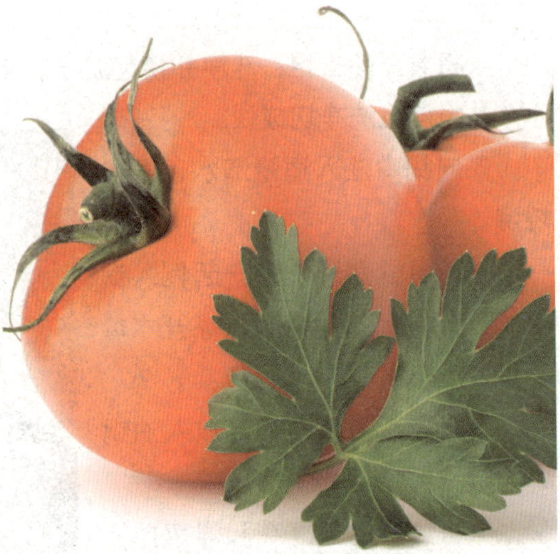

◎注解 菜花含有多种维生素，具有清血健身和增强机体抗病毒能力等功效；西红柿具健胃消食、降压降脂之功效。此菜肴维生素和膳食纤维含量充足，菜香醇厚、味稍酸，是开胃健脾、人人皆宜的美味佳肴。

◇ 虾仁双笋

降压指数：★★★★☆
营养指数：★★★★☆
推荐指数：★★★★★
个人评分：90分

原料： 300g珍珠笋、100g莴笋、100g胡萝卜、150g虾仁

配料： 姜、盐、料酒、高汤、植物油各适量

做法：

1. 将珍珠笋洗净后切成片并放入开水中烫两分钟左右，然后过一下凉水，沥干。
2. 将莴笋去皮洗净切成片，姜洗净切成末。
3. 将虾仁去掉肠线后洗净。
4. 向锅中倒入适量植物油，中火加热至五成热时，倒入姜末。
5. 姜末爆香后，向锅中倒入虾仁。
6. 待虾仁被炒熟后，加入适量料酒，然后将珍珠笋、胡萝卜片和莴笋倒入锅中炒3分钟，最后加入高汤、碘盐翻炒均匀即可装盘。

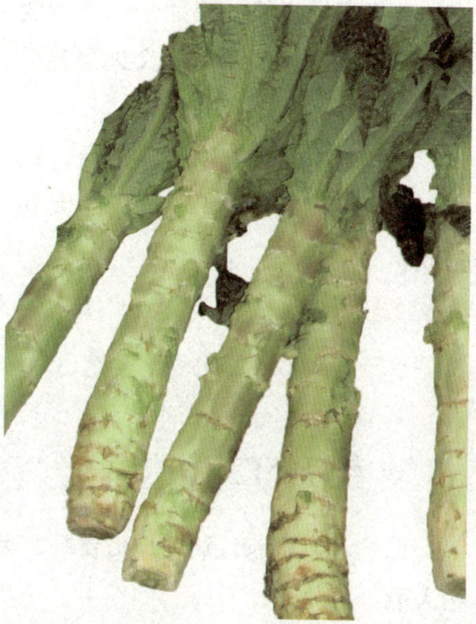

◎注解 珍珠笋含有丰富的谷氨酸、蛋白质、脂肪以及维生素C，口感清香鲜嫩，脆美可口；莴笋含有大量的植物纤维素以及多种维生素和矿物质，略带苦味但味道清新，具有开通疏利、消食下气、宽肠通便、降压安神之功效，还可防癌抗癌。

◇ 鲜莲烩玉米

降压指数：★★★☆☆
营养指数：★★★★☆
推荐指数：★★★☆☆
个人评分：80分

原料： 200g新鲜莲子、200g玉米粒

配料： 生粉、高汤、料酒、碘盐、味精、动物油各适量。

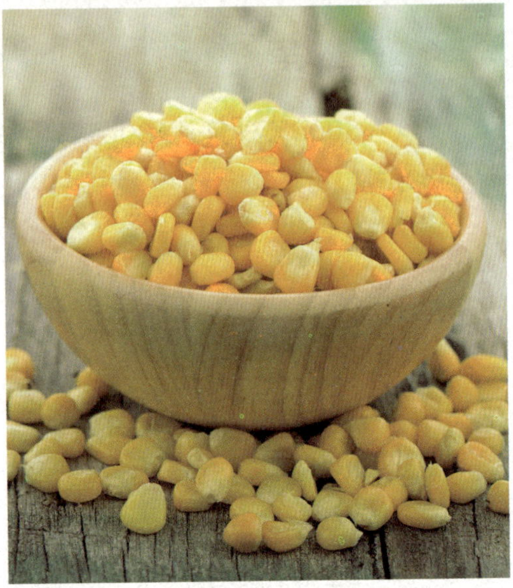

做法：

1.将新鲜的莲子洗净去掉皮和芯，将玉米粒洗净剁成粗粒渣。

2.向锅中注入适量清水，旺火烧沸。

3.将莲子倒入沸水中焯熟后捞出沥干。

4.将高汤烧热，将莲子、玉米渣倒入锅中，旺火烧沸后改文火慢熬至熟透。

5.向锅中加入碘盐、味精、动物油、料酒等，用生粉勾芡即大功告成。

◎注解 此菜具有补脾益气、补心益肾之功效，对于消化不良、食欲不振、失眠多梦、病后体虚等症颇有疗效。

◇ 黄瓜虾仁

降压指数：★★★★☆

营养指数：★★★★☆

推荐指数：★★★☆☆

个人评分：85分

原料：200g黄瓜、350g青虾、两枚鸡蛋、一根大葱

配料：料酒、姜、味精、生粉、胡椒粉、植物油、麻油、碘盐各适量

做法：

1.将青虾去壳取仁去肠线，并用盐水洗净。

2.把姜洗净切成末。

3.向虾仁中加入适量料酒和姜末。

4.将黄瓜切成短块。

5.将大葱洗净切成段。

6.打鸡蛋，取鸡蛋清与虾仁充分

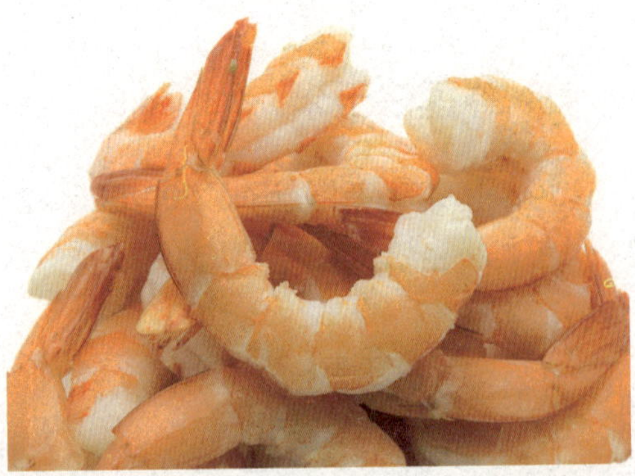

调匀。

7.向锅中倒入适量植物油，旺火烧热。

8.将虾仁倒入锅中翻炒至鲜红色盛起。

9.将锅洗净烧热，再次倒入适量植物油烧热。

10.将黄瓜、葱倒入锅中煸炒，待颜色变青即加入味精、胡椒粉、碘盐等调味料。

11.将虾仁再次倒入锅中混匀，以生粉勾芡，滴几滴麻油即可装盘。

◎注解 黄瓜中含有大量的维生素、丙醇二酸、丙氨酸、精氨酸和谷胺酰胺以及葫芦素C等营养物质，能促进机体的新陈代谢、提高人体免疫功能，具有降低胆固醇、降血脂、健脑安神和抗衰老之功效。此菜肴营养丰富，味道鲜美、滑爽不腻。

◇ 豆腐虎皮椒

降压指数：★★★★☆
营养指数：★★★☆☆
推荐指数：★★★★☆
个人评分：90分

原料：300g尖椒、150g豆腐、30g香菇、50g五花肉、两颗香菜

配料：葱、姜、蒜、黑胡椒、豆豉、生粉、碘盐、白糖、酱油、植物油各适量

做法：

1.将香菜、葱、姜洗净，切成末，香菇泡发好。

2.将豆腐切成块，五花肉切碎。

3.将尖椒去蒂去瓤洗净。

4.向锅中倒入适量植物油烧热，将姜末倒入锅中爆香后倒入五花肉末翻炒1分钟后将火改小。

5.把尖椒放入锅中，将两面都煎成虎皮状后加入豆豉翻匀后就盛起来。

6.将锅洗净烧热后再倒入适量

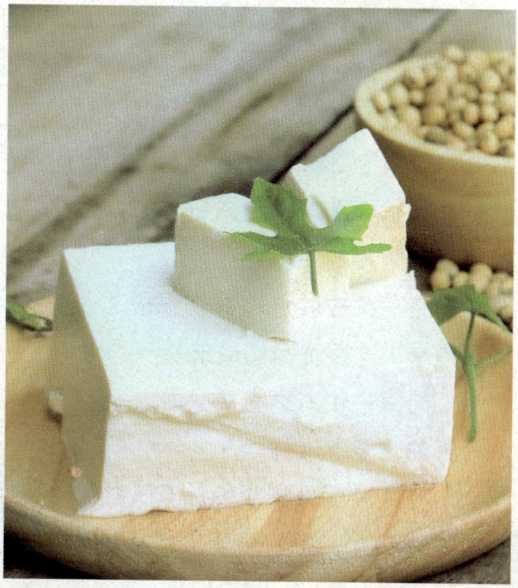

植物油加热。

7.把切好的豆腐块摆入锅中，将两面煎成金黄色。

8.将香菜、香菇和虎皮椒倒入锅中，加入碘盐、白糖、酱油、黑胡椒炒匀，以生粉勾芡调味焖两分钟即可。

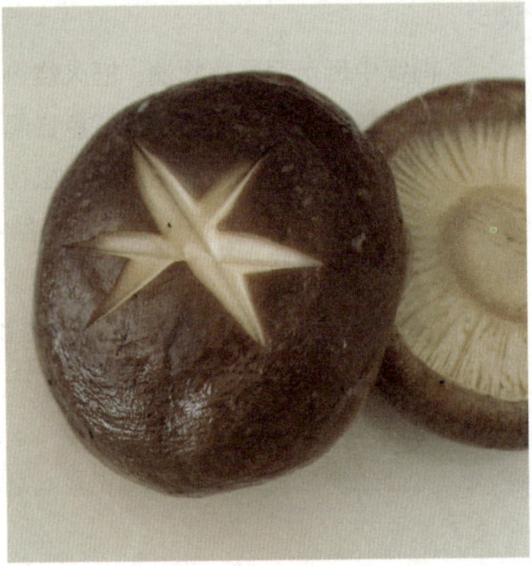

◎注解 豆腐含有人体所需要的矿物质铁、钙、磷、镁以及优质蛋白质，营养丰富易吸收，具有助消化、增食欲、防治骨质疏松症和抑癌之功效。常食能补中益气、清热润燥、生津止渴、清洁肠胃；辣椒含有大量的维生素C和抗氧化物质，能够促进血液循环、加速新陈代谢、降低胆固醇、改善血管性头痛的症状，还可以促进人体激素分泌，从而对皮肤产生很好的美容保健作用。

◇ 芹菜炒猪心

降压指数：★★★★☆
营养指数：★★★☆☆
推荐指数：★★★☆☆
个人评分：85分

原料：300g芹菜、300g猪心

配料：姜、香油、酱油、醋、碘盐、胡椒粉、味精各适量。

做法：

1.向锅中注入适量清水，旺火烧沸。

2.将猪心洗净，放入锅中煮熟后捞起切成薄片。

3.将芹菜去叶洗净并切作段（长约两厘米）、姜洗净切成末。

4.向锅中倒入适量香油加热后，倒入酱油、姜末爆香。

5.将芹菜倒入锅中煸炒至五成熟时放入猪心片，撒入碘盐、胡椒粉、

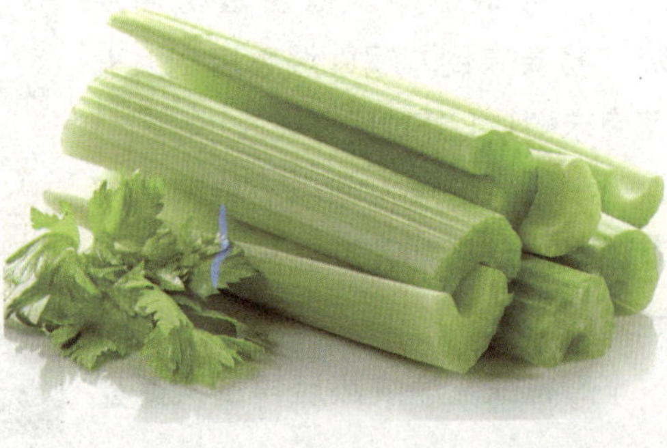

味精调味并不断翻炒。

6.待猪心片炒熟后撒上少许香醋翻匀即可盛盘。

◎注解 本品荤素搭配，营养丰富、香味浓厚，具平肝养心、凉血止血、安神健脑、祛风清热等多种医疗功效，对因阴虚内热或肝火上扰而致的头晕、失眠、心神不宁等症有非常明显的治疗效果。

◇ 南瓜烧鸡

降压指数：★★★★☆
营养指数：★★★★☆
推荐指数：★★★★☆
个人评分：90分

原料：250g南瓜、300g鸡腿

配料：两根大葱、50g洋葱、10g陈皮、姜、酱油、味精、料酒、色拉油、碘盐、冰糖各适量

做法：

1.将鸡腿洗净切成块状。

2.向锅中注入适量清水，旺火烧沸。

3.舀两瓢开水于盆中将鸡块焯3 分钟以去除腥味。

4.将陈皮放入锅里开水中，大火煮30分钟后取汁备用。

5.将南瓜去除皮挖瓤，洗净切块，将大葱、姜、洋葱洗净，分别切成段、末、块备用。

6.向锅中倒入色拉油加热。

7.向油锅中放入葱、姜、洋葱爆香，再将鸡块倒入锅中煸炒5分钟。

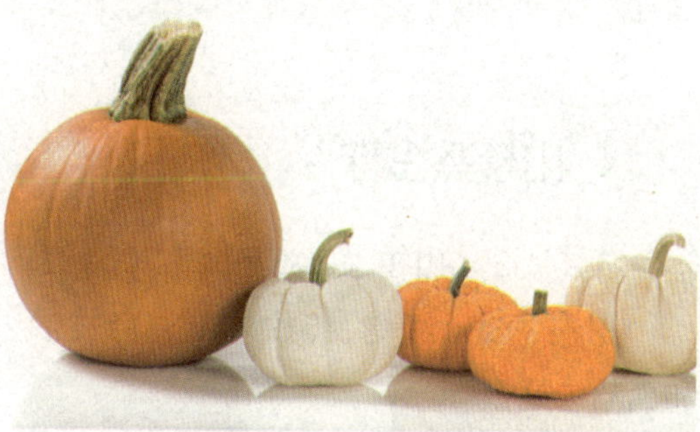

8.将南瓜倒入锅中与鸡块一起炒5分钟左右，加入酱油、味精、料酒、碘盐、冰糖等调味料炒匀。

9.向锅中加入适量陈皮水，改文火煮15分钟后，再改大火将汤汁煮干即大功告成。

◎注解 本品色香味俱全，深具壮阳、保肝、行气解郁、增强免疫力及增加体力等功能。

◇ 美味鲜菇

降压指数：★★★☆☆
营养指数：★★★★☆
推荐指数：★★★☆☆
个人评分：80分

原料：100g新鲜蘑菇、100g香菇

配料：白糖、味精、碘盐、生粉、色拉油、酱油、料酒、姜、香油各适量

做法：

1.将香菇泡发好后洗净去蒂并切成薄片。

2.将新鲜蘑菇洗净以手撕均匀，姜洗净切成末。

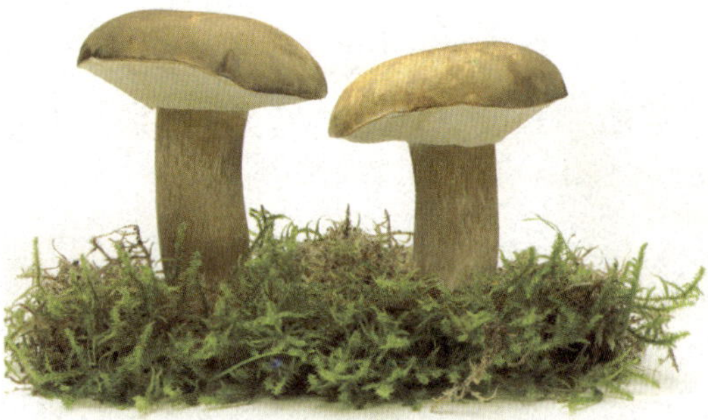

3.倒适量油于锅中，撒入姜末爆香后将香菇片、蘑菇片倒入锅中煸炒。

4.加入白糖、料酒、酱油后继续煸炒两分钟。待其入味后，加一勺白开水，撒适量盐烧开。

5.起锅前1分钟撒入适量味精并用生粉勾芡，调入适量香油即可装盘。

◎注解 本品营养丰富，味道鲜美适口，具有益智健脑、抗菌消炎、降低血糖、爽口清胃、增强抵抗力以及安神等多种功效。

◇ 山楂蒸金珠

降压指数：★★★★☆
营养指数：★★★★☆
推荐指数：★★★☆☆
个人评分：85分

原料：20g山楂、20g青梅、200g红薯

配料：30g红糖、5枚鸡蛋、色拉油、糯米粉和面粉各适量

做法：

1.将红薯洗净去皮切成小块蒸熟。

2.待蒸熟的红薯冷却后，与适量的糯米粉、面粉、红糖混合在一起搅成面团。

3.将面团捏成一个个均匀的小圆珠状向锅中倒入适量植物油加热后，将小圆珠倒入油锅中炸成金黄色后捞出沥去多余的油，再装入盘中。

4.将蛋清打入碗内，用筷子打匀后，随意倒在圆珠上盖严。

5.将山楂和青梅洗净切成菱角形，摆在盘边上蒸笼，大火蒸10分钟左右即可。

◎注解 本品甜鲜适口，营养丰富。具有补虚益气、强肾补阴、降低胆固醇和血脂等多重功效，还可起到保持动脉血管的弹性，预防动脉硬化的作用。

◇ 虾仁花椰菜

降压指数：★★★★★
营养指数：★★★★☆
推荐指数：★★★★★
个人评分：95分

原料：花椰菜250g左右、鲜虾仁50g

配料：葱、姜、醋、胡椒粉、盐、色拉油各适量

做法：

1.将葱、姜洗净。葱切成末，姜捣出汁。

2.将花椰菜切成均匀的块状，洗净后再放入开水中焯3分钟左右。

3.将鲜虾仁洗净，用小刀将其背部划开，并挑出肠线。

4.将色拉油倒入锅中，以中火烧热。

5.将虾仁倒入锅中翻炒至六成熟，再放入少许的盐继续翻炒片刻。

6.将花椰菜放入锅中一起翻炒，并适量加入姜、胡椒粉、盐等各种调料炒匀。

7.起锅前撒入葱花、滴入姜汁、醋少许，翻匀即可装盘。

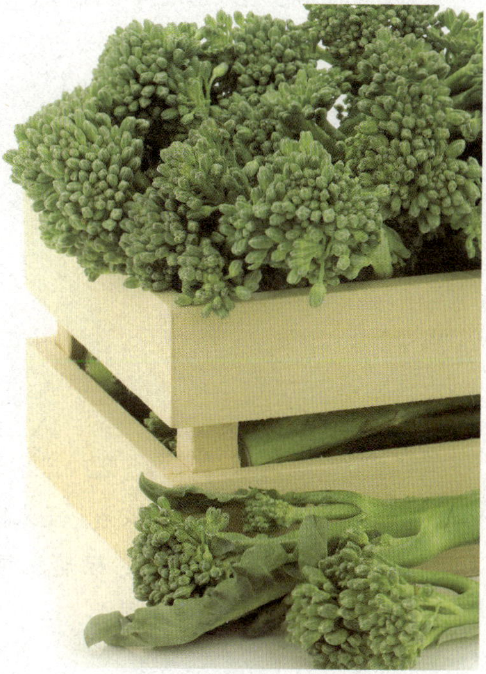

◎注解 鲜虾仁富含矿物质镁和锌，能帮助人减轻紧张的情绪；花椰菜富含纤维素，能降低血脂及血压。可以说，这是一道地地道道的健康菜。

◇ 青椒木耳蛋

降压指数：★★★★☆
营养指数：★★★★★
推荐指数：★★★★☆
个人评分：90分

原料：3只鸡蛋、3只青椒、30g黑木耳

配料：适量碘盐、葱、色拉油

做法：

1.将黑木耳用温水泡好后洗净，去掉根部并切好。

2.将葱洗净、切好。

3.将青椒去籽、洗净并切碎。

4.将色拉油倒入锅中加热。

5.将鸡蛋打散并适当加一些盐搅匀。

6.油热后，将青椒和黑木耳倒入锅中，放适量盐翻炒。

7.将搅匀的鸡蛋倒入锅中片刻，待其成形后与青椒木耳混合翻炒。

8.起锅前30秒放入葱或其他佐料（根据个人喜好）。

◎注解 鸡蛋含有丰富的蛋白质、卵黄素、卵磷脂、维生素B以及铁、钙、钾等多种人体所需要的矿物质；青椒含有丰富的维生素C、维生素K和微量元素，能有效增强人体体力，缓解疲劳；黑木耳含有丰富的蛋白质、磷、硫、铁、钙、钾、钠等物质，是血管的清道夫，能有效降血脂和防癌。现代人每天都要面对来自生活与工作各方面的巨大压力，很容易流失维生素B与维生素K，且易患上“三高”症，而本款菜式正是针对现代人这一状况量身定制的健康的减压食品。

◇ 五彩缤纷烩火腿

降压指数：★★★★☆
营养指数：★★★★☆
推荐指数：★★★☆☆
个人评分：85分

原料：火腿肉300g、红辣椒、玉米粒适量

配料：蒜、葱、胡椒粉、碘盐、色拉油各适量。

做法：

1.将蒜洗净切成丝，葱切成末，红辣椒切丁。

2.将火腿肉切成薄片。

3.将色拉油倒入锅中加热。

4.待锅中的油烧热后，将切好的火腿片倒入锅中煸炒。

5.将切好的红辣椒丁、蒜丝以及玉米粒倒入锅中与火腿肉一起翻炒约两分钟。

6.将葱末撒入锅中翻炒一下，即可起锅装盘。

◎注解 人的压力变大，身体的消耗就会增大。火腿含有丰富的营养，对于高压人群来说，火腿是开胃益脾、滋身补体的不错选择。

◇ 夏日田园

降压指数：★★★★☆

营养指数：★★★★☆

推荐指数：★★★★☆

个人评分：85分

原料： 150g新鲜冬菇、250g新鲜芦笋

配料： 姜、盐、糖、胡椒粉、色拉油、麻油各适量、素上汤一杯

做法：

1.将鲜芦笋去梗、鲜冬菇去蒂洗净。

2.烧适量开水，放入适量油、盐，将鲜芦笋放入锅中烫1分钟左右捞起后投入冷水中冷却一会，再放入锅中，撒上适量姜、盐、胡椒粉等调味料，煨两分钟左右入味。

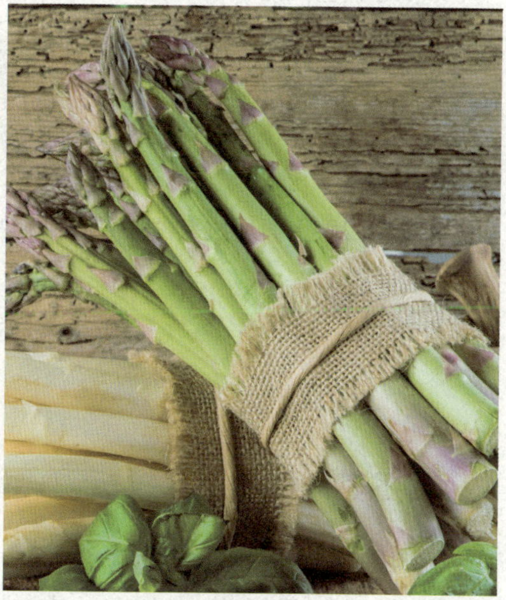

3.依上述方法将鲜冬菇煨熟。

4.将煨熟的鲜芦笋摆在盘子四周呈反射状，鲜冬菇置于盘子中心位置。

5.均匀浇上素上汤。

◎注解 芦笋肉嫩、味美，含有丰富的芦丁、冬酰胺酸、胆碱、精氨酸、叶酸、核酸、胡萝卜素、维生素C、蛋白质等成分；冬菇含有大量的蛋白质、铁质，食此菜肴能润肠清肺、化脂降醇。

◇ 葡汁四蔬

原料：菜心、玉米笋、茄子、西蓝花各80g。

配料：咖喱粉、面粉、糖、椰奶、盐、色拉油、素上汤各适量

降压指数：★★★★☆
营养指数：★★★★★
推荐指数：★★★★★
个人评分：95分

做法：

1.将菜心与西蓝花洗净，切成小朵，茄子切成片。

2.将玉米笋洗净烧适量开水，加入适量油、盐，将上述材料倒入开水中焯熟。

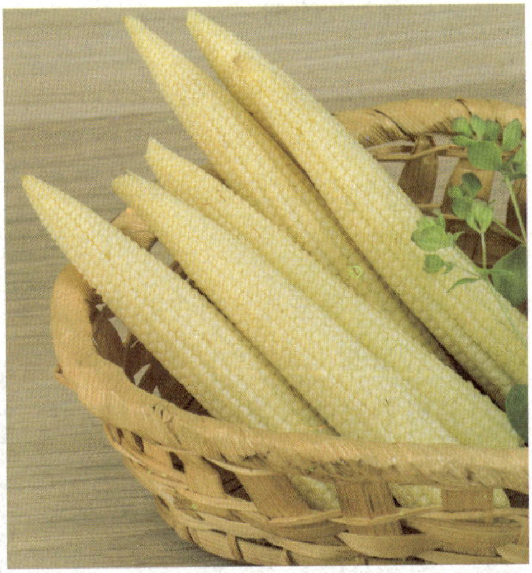

3.将焯熟的材料捞出，放入冷水中焯一下再沥干。

4.将茄子片蒸熟。

5.倒适量色拉油于锅中烧热，将咖喱粉、面粉倒入锅中炒熟并加入适量素上汤搅匀。

6.放入适量糖、盐、椰奶，煮滚后马上离火。

7.淋在四蔬上面后放入预热170℃的烤箱烤至金黄色即可。

◎注解 蔬菜的功效，就不用在此一一赘述了。咖哩能行气、活血、杀菌、止痛，并有生津开胃的作用，还能促进人体汗腺分泌与肝脏代谢，促进体内废物排泄。可以说，这是一道颇具食疗效果的健康的食品。

◇ 冬菇樱桃

原料：80g水发冬菇，50g鲜樱桃

配料：50g豌豆苗，15g色拉油，米酒、精盐、酱油、味精、白糖、姜汁、麻油适量。

降压指数：★★★★☆
营养指数：★★★★☆
推荐指数：★★★☆☆
个人评分：85 分

做法：

1.水发冬菇、鲜樱桃去杂。

2.豌豆苗去杂，切段。

3.炒锅上火，放色拉油烧至五成热，下冬菇炒透，放姜汁、米酒拌匀，放酱油、白糖、精盐、鲜高汤烧沸。

4.用小火烧片刻，放入豌豆苗、味精，入味后拿淀粉勾芡，放入樱桃，浇上麻油。

◎注解 冬菇、樱桃具有补中益气、防癌抗癌、降压降脂的功效，对高血压、高脂血症、心脏病、癌症有疗效。

04 简易汤

◇ 山药五宝甜汤

降压指数：★★★★★
营养指数：★★★★☆
推荐指数：★★★★★
个人评分：90分

原料：红枣、莲子、百合、红豆、白果各5g、山药50g

配料：冰糖适量

做法：

1.将山药洗净，去皮后切成片，红枣去核。

2.向锅内倒入适量清水，旺火烧沸。

3.将红枣、莲了、百合、红豆、白果倒入锅中煮30 分钟左右。

4.待锅中沸腾后将火改小，向锅中加入适量（根据个人口味）冰糖慢熬5分钟左右即可。

◎注解 此汤具有补血益气、美容养颜之功效，常服能保健皮肤和改善气虚乏力、贫血等症。

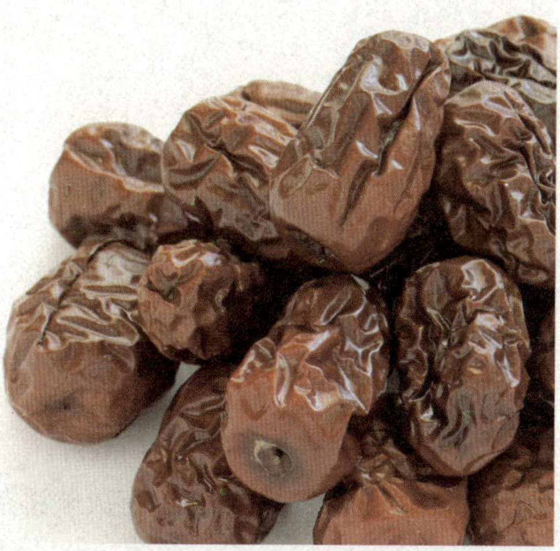

◇ 芦荟解毒汤

降压指数：
营养指数：
推荐指数：★★★☆☆
个人评分：86分

原料：200g芦荟、200g瘦肉、40g海带、50g生地

配料：300mL温水、盐、味精、大料、香油各适量，其他的葱花、香菜等据个人口味。

做法：

1.将瘦肉过水，海带洗干净泡软。

2.炖锅中注入清水，把材料放进去，

3.水开后再用小火炖煮1小时，起锅前放入适量盐就可以了。

◎注解 芦荟含有丰富的维生素、矿物质、酵素等营养成分，叶肉多汁，能加速伤口愈合，而且还有美容功效，拿来敷脸能消毒消肿。而生地可以清热降火、利尿、降血糖，是去痘的良方。

◇ 白醋鸡蛋

降压指数：
营养指数：
推荐指数：★★★☆☆
个人评分：81 分

原料：1.5克陈白醋，1颗鸡蛋。

做法：

1.将鸡蛋打入碗中，将白醋放入其中。

2.将放有白醋鸡蛋的碗置笼屉上，蒸熟即成。

◎注解 鸡蛋跟白醋混用，可养心安神。适用于心气虚、心血不足的心悸、失眠等症。

◇ 茉莉花鸡片汤

降压指数：★★★★☆
营养指数：★★★☆☆
推荐指数：★★★☆☆
个人评分：80 分

原料：200g 鸡肉、两枚鸡蛋、五克茉莉花

配料：味精、胡椒粉、生粉、碘盐、麻油、料酒各适量

做法：

1.将茉莉花去蒂、将鸡肉切成片。

2.向锅中注入适量清水，旺火烧沸后加入胡椒

粉、碘盐、味精调好味。

3.打好鸡蛋，取蛋清与碘盐、生粉搅拌均匀放入汤中烫成形。

4.将切好的鸡肉放入热汤中烫熟，加入料酒。

5.将茉莉花放入汤碗中，注入沸汤，淋上麻油即可。

◎注解 此汤具有提神醒脑、补血强身之功效，是为疲劳乏力、贫血、虚弱等症患者而量身定制的汤品。

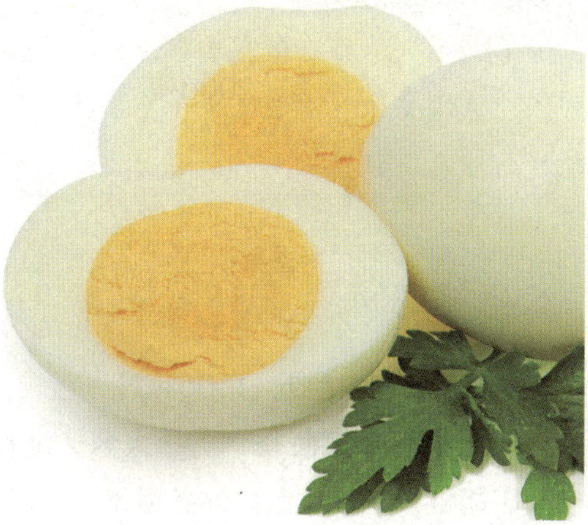

◇ 美味安神蘑菇汤

降压指数：★★★★☆
营养指数：★★★☆☆
推荐指数：★★★★☆
个人评分：85分

原料：200g平菇、50g鸡腿菇、50g黑木耳、苦瓜一条

配料：香油、高汤、鸡精、碘盐、葱、胡椒粉各适量，香菜一棵

做法：

1.将香菜和葱洗净切碎。

2.将平菇和鸡腿菇去蒂后洗净，将平菇撕成细丝。

3.将黑木耳泡好切丝，苦瓜洗净切丝。

4.将高汤倒入锅中旺火煮沸。

5.将平菇丝、鸡腿菇、木耳丝、苦瓜丝倒入锅中，待再次煮沸后，改文火煮20分钟左右。

6.加入碘盐、鸡精、胡椒粉调匀即可盛入汤碗。

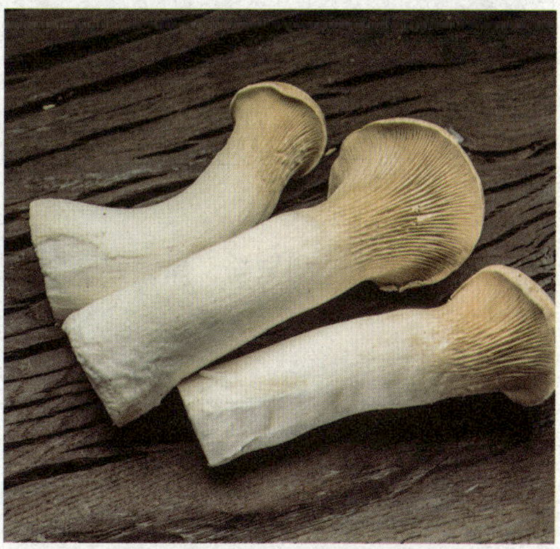

7.向汤碗中滴几滴香油，撒上一

些香菜末和葱花即可。

◎注解 蘑菇含有丰富的矿物质和多种维生素，服用此汤能促进皮肤新陈代谢、降燥安神、增强体质、美容养颜和调节人体神经功能，非常适宜于心烦气躁和面部无华者。

◇ 猪血汤

降压指数：★★★★☆
营养指数：★★★☆☆
推荐指数：★★★★☆
个人评分：80 分

原料：300g猪血、100g猪肝

配料：两个大茴香、一根大葱、50g花生米、碘盐、胡椒粉、醋、色拉油各适量

做法：

1.将猪血和猪肝以清水洗净，切好（猪血切成块，猪肝切成薄片）。

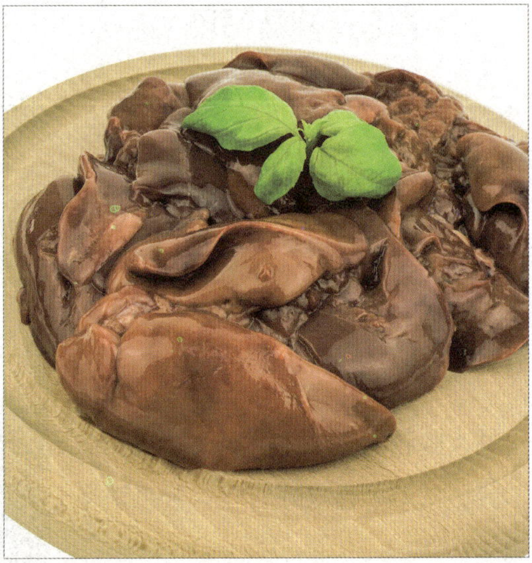

2.用温开水将花生浸泡70 分钟左右，将大葱和大茴香洗净（大葱取葱白）切碎。

3.向锅中倒入适量色拉油，加热后，将切碎的大茴香和葱白倒入锅中爆香。

4.将切好的猪血和猪肝倒入锅中炒熟。

5.向锅中注入适量开水，旺火煮10分钟左右。

6.将花生米倒入锅中继续煮10分钟。

7.撒入碘盐、胡椒粉、醋调好味即可起锅。

◎注解 本品营养丰富，爽而不腻，具有补血益肝之功效，对于因贫血导致的面色蜡黄、食欲减退、疲倦无力、头晕目眩、心悸气短等症有很好的治疗作用。

◇ 白萝卜羊肉汤

降压指数：★★★★☆
营养指数：★★★★☆
推荐指数：★★★★☆
个人评分：90分

原料：700g羊腩肉、500g白萝卜

配料：葱、姜、香菜、胡椒粉、碘盐、鸡精、料酒、色拉油各适量

做法：

1.将白萝卜洗净切成厚块，将羊腩肉切成块（不宜切得过薄）。

2.将姜、葱、香菜洗净，依次切为片、末、段。

3.将锅加热，倒入适量油。

4.将姜片倒入油锅中爆香后，倒入适量开水，加入碘盐、胡椒粉、料酒、鸡精调味。

5.看锅中的水烧沸时，将切好的羊腩肉倒入锅中煮熟，再将白萝卜块倒入锅中，以文火煮熟后，撒入香菜段。

6.将汤盛入汤碗中，撒上葱末即可。

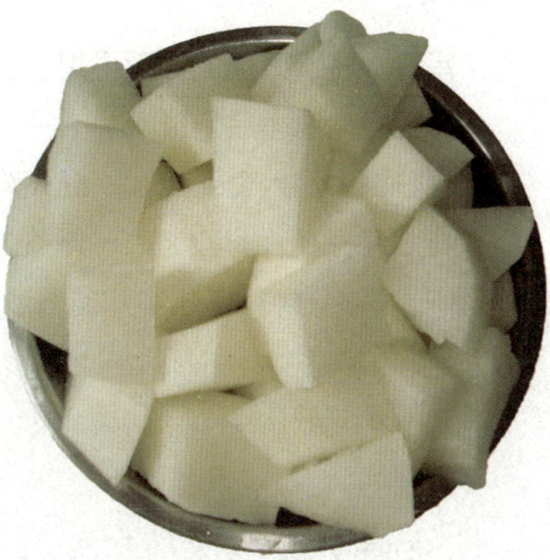

◎注解 本品肉美汤鲜，具有补中益气、补血益肾、宽中下气，解毒消滞、清热化痰以及补虚安神等功用。

◇ 猪骨汤

降压指数：★★★★☆
营养指数：★★★☆☆
推荐指数：★★★☆☆
个人评分：80分

原料：300g猪脊骨、70g黄豆、50g蚝豉

配料：姜、碘盐、胡椒粉、味精各适量

做法：

1.将黄豆洗净后置于清水中浸泡40分钟左右。

2.将蚝豉洗净、姜洗净切成片。

3.将猪脊骨洗净后剁成均匀的块状。

4.将上述工序所有的原料一起置于火锅内，注入适量清水旺火煮两个小时左右，加入碘盐、胡椒粉、味精等调味即成。

◎注解 本品具有健脾养血、益阴除烦、补虚热等功效，对心烦口渴、燥热失眠、食欲不振等症疗效甚佳。

◇ 紫菜瘦肉汤

降压指数：★★★★☆
营养指数：★★★★☆
推荐指数：★★★☆☆
个人评分：85分

原料：3g紫菜、200g猪瘦肉

配料：姜片、香油、碘盐、胡椒粉各适量

做法：

1.用清水将紫菜泡发好后再用水洗净。

2.将猪瘦肉洗净后切成薄片。

3.向砂锅中注入适量清水，旺火烧沸。

4.将紫菜、姜片和瘦肉片一起放入砂锅中，再次煮沸后加入碘盐、胡椒粉等进行调味，焖3分钟后盛起滴几滴香油即可。

◎注解 本品具有养心安神、利尿清热、软坚化痰等功效，对于水肿和脚气等症也有很好的治疗功效。

◇ 润肺乳鸽汤

降压指数：★★★☆☆
营养指数：★★★☆☆
推荐指数：★★★☆☆
个人评分：85分

原料：20g沙参、20g玉竹、15g麦冬、两只乳鸽

配料：2kg高汤、姜、色拉油、胡椒粉和碘盐各适量

做法：

1.将乳鸽宰杀去毛、开膛去内脏然后洗净分别剁成4大块。

2.向锅中注入适量清水，旺火烧沸。

3.将鸽肉倒入沸水中焯去血水，捞起沥干。

4.将锅洗净烧干后倒入适量植物油加热。

5.将沙参、玉竹、麦冬洗净，姜切成片。

6.将上道工序物品与鸽肉一起倒入油锅中，加少许碘盐爆炒3分钟后盛入砂锅中。

7.向砂锅中注入高汤，加上盖子文火煨约1小时至汤飘浓香，加入胡椒粉等调味即可。

◎注解 本品具有清热解毒、润肺益气、生津润燥等功效。

◇ 枸杞鳗鱼汤

降压指数：★★★★☆
营养指数：★★★★☆
推荐指数：★★★★☆
个人评分：85分

原料：500g鳗鱼(最好是白鳝)、500g猪排骨、5g枸杞

配料：两根大蒜、姜、盐、胡椒粉各适量

做法：

1.将鳗鱼杀好去除内脏，再洗净切成段。

2.将排骨剁好，将姜和大蒜洗净切好（大蒜取梗部切成段，姜切片）。

3.烧一锅开水，将鳗鱼段和排骨一起倒入沸水中焯去血秽后捞起。

4.将排骨垫在炖盅底，再将鳗鱼倒入炖盅。

5.撒入蒜段、姜片、枸杞、胡椒粉、盐，再倒入适量沸水，中火炖50分钟左右即可。

◎注解 本品具有明目益精、补肾壮阳、滋阴补血、补虚祛弱、强身健体等功效。还可对头晕目眩、视物昏糊、风湿痹痛、心焦烦渴等症起到一定的治疗作用。

◇ 冬瓜肉丸汤

降压指数：★★★☆☆
营养指数：★★★☆☆
推荐指数：★★★☆☆
个人评分：80分

原料：200g冬瓜、200g五花肉、一只鸡蛋

配料：葱、姜、生粉、盐、味精各适量，5mL料酒、5mL香油

做法：

1.将冬瓜去皮、挖瓤并切成均匀的小块，再清洗干净。

2.洗净葱、姜。将葱切成末，姜分别切成末和块。

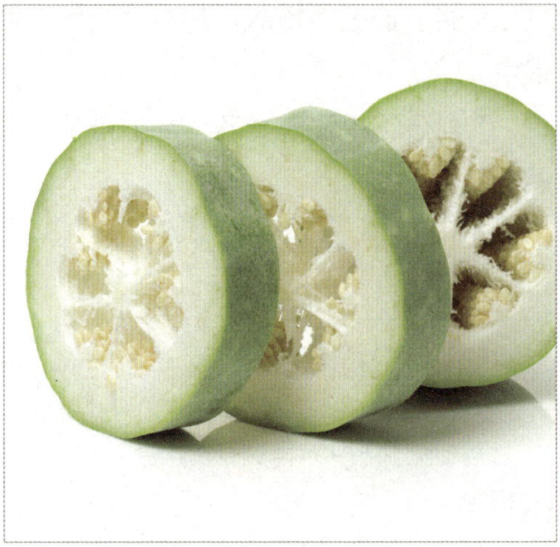

3.将五花肉绞碎放入容器中，打入蛋清、撒入姜末、盐（根据个人口味），倒入料酒，加上生粉搅拌均匀。

4.向锅中加适量水烧开后投入姜片，再改为小火。

5.用窝勺将调好的肉馅一勺一勺舀入锅中，看肉丸颜色变浅并紧实时，用汤勺轻轻搅动防止粘连。

6.肉丸全部下锅后再以大火将汤烧沸，放入冬瓜片煮5分钟左右。

7.向汤中加入适量盐和味精提味。

8.将冬瓜肉丸汤用汤盆盛起，向汤盆中滴入几滴香油，并撒上葱花即可。

◎注解 冬瓜含有丰富的维生素C，其对人体的肌肤胶原蛋白和弹力纤维都能起到良好的滋润功效。经常食用此汤，能使肌肤柔嫩光滑，有效抑制初期皱纹形成。

◇ 蛋奶鲫鱼汤

降压指数：★★★★☆
营养指数：★★★☆☆
推荐指数：★★★★☆
个人评分：85分

原料：1条鲫鱼、20g蛋奶

配料：葱花、姜片、盐、味精、醋、色拉油各适量

做法：

1.将鲫鱼去鳞、去腮、剖腹去内脏并洗净。

2.向锅中倒入适量色拉油，加热至三成热。

3.将鲫鱼放入油中，两面煎黄。

4.加入适量水、姜片、盐，以小火清炖30分钟左右。

5.起锅时加入蛋奶，滴一滴食醋并撒上葱花即可。

◎注解 鲫鱼含有丰富的优质蛋白质，深具强化肌肤弹力纤维的作用，并能有效对抗与缓解因压力或睡眠不足等精神因素引起的早期皱纹。

◇ 排骨水果汤

降压指数：★★★☆☆
营养指数：★★★★☆
推荐指数：★★★☆☆
个人评分：80分

原料：500g排骨、水果适量（任一水果皆可）

配料：葱、姜、料酒、醋、盐适量

做法：

1.将葱、姜洗净，切好。

2.向锅中放入适量水、姜、料酒，等水烧沸后再放入排骨。

3.看锅中水再度沸腾时，撇去水面上的浮沫，捞出排骨并以热水将血污冲净。

4.向砂锅中加入适量水，烧沸后放入姜、料酒、醋以及排骨，旺火煮沸后改用文火继续炖两个小时。

5.将水果洗净切好，并放入砂锅中，煮30 分钟左右。

6.起锅时加少许盐调味、撒上适量葱即可。

◎注解　水果含有多种维生素，排骨含钙量极高。此汤清暑益气、健脾开胃，能有效调节体虚力乏、骨蒸劳热、遗精带浊等症，特别适合夏天食用。

◇ 奶油番茄汤

降压指数：★★★★☆
营养指数：★★★☆☆
推荐指数：★★★☆☆
个人评分：85分

原料：3个番茄、1个洋葱

配料：1大匙生粉、两片香叶、25g橄榄油、30g鲜奶油、浓缩鸡汁、胡椒粉、盐各适量

做法：

1.将番茄去皮、切成小块，洋葱切成末。

2.将橄榄油倒入锅中烧热，放入洋葱炒香再放入切好的番茄块煸炒两分钟左右。

3.向锅中加入适量的水，以旺火烧沸。

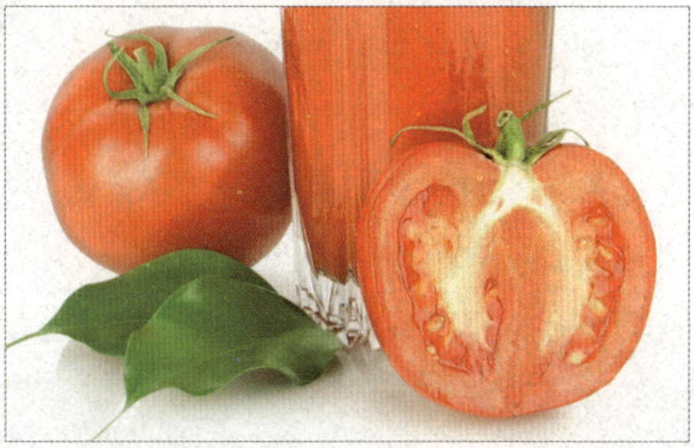

4.放入香叶。

5.加入适量浓缩鸡汁搅匀，盖上锅盖改文火炖30 分钟。

6.以少量水将生粉调匀，加入汤中，搅拌均匀至汤显黏稠成糊状。

7.起锅前加适量盐、胡椒粉调味。

8.以汤勺将汤舀入汤盆中，倒入鲜奶油搅匀即可。

◎注解 番茄含有多种人体所需要的维生素及矿物质元素，能促进分泌、清除自由基，保护细胞、预防各种癌症及心脑血管疾病。多食此汤能起到降血压、美肤抗衰老等功效。

◇ 忌廉蘑菇煲

降压指数：★★★★☆

营养指数：★★★★☆

推荐指数：★★★★☆

个人评分：90分

原料：红薯、鲜蘑菇各150g

配料：半罐忌廉蘑菇汤、半杯水、半杯淡奶、两匙牛油

做法：

1.将红薯蒸熟，压成泥。

2.将牛油、淡奶和调味料加入红薯泥中调匀。

3.将蘑菇洗净后去蒂，并压干，酿入红薯泥，泡油。

4.将半杯水、半杯淡奶、两匙牛油倒入忌廉蘑菇汤调匀后煮沸，再放入酿好的蘑菇，以文火煮至再沸即可。

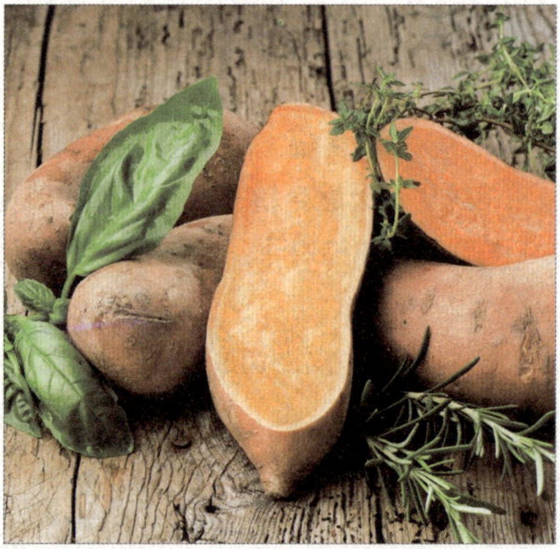

◎注解 红薯黏蛋白、维生素C、维生素A等含量丰富，具补虚益气、健脾益肾、护肤美容之功效，且常食能降胆固醇、减少皮下脂肪；蘑菇具有清凉解热、益气血、通经络的作用，其含有的蛋白质、维生素，以及钙、铁、锰等矿物质都是都很容易被人体吸收。无论是用来清炖、红烧，或是做汤，蘑菇都清香、鲜美，能对人的情绪起到有效地安定作用。

◇ 鹿茸羹

降压指数：★★★★☆
营养指数：★★★★☆
推荐指数：★★★★☆
个人评分：95分

原料：100g鹿茸、100g海参、50g鸡肉、50g冬笋

配料：300g高汤、碘盐、生粉、香油、味精、胡椒粉各适量

做法：

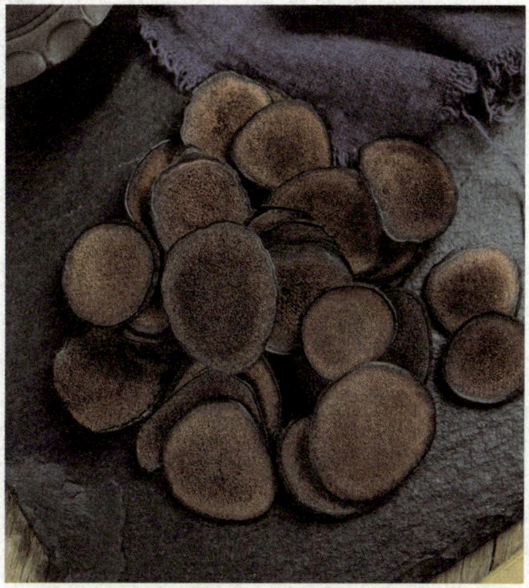

1.将干净的毛巾放入开水中烫热后拧干水分。

2.用热毛巾将鹿茸扎紧，用力将茸毛搓尽，再以温开水洗净后放入蒸笼蒸熟。

3.将鸡肉煮熟并切成2cm左右的片状。

4.将冬笋和海参以开水焯10分钟后，分别切成片状。

5.将鹿茸切成1cm左右的小丁装入碗中，再调入适量盐和味精。

6.将锅洗净烧干，注入高汤并将海参、冬笋、鸡片倒入锅中，以适量盐、味精、胡椒粉调味，旺火烧沸。

7.将汤以生粉勾芡，撒入鹿茸丁并滴入几滴香油化开后盛入汤碗中即可。

◎注解 鹿茸即鹿科动物的尚未骨化的幼角，含有机结构、胶质、卵细胞激素堆酮等成分，深具壮阳益气、补血益髓之功效。本品口味鲜美，药用价值极强，对于目眩、耳聋、腰膝酸痛、阳痿、子宫虚冷以及崩漏等症有很好的疗效。

◇ 芫荽龙鱼羹

降压指数：★★★★☆
营养指数：★★★☆☆
推荐指数：★★★★☆
个人评分：85分

原料：40g冬笋、40g草菇、20g鸡肝、480g鲜海鱼肉、适量芫荽叶

配料：两根红辣椒、一只鸡蛋、适量上汤、盐。

做法：

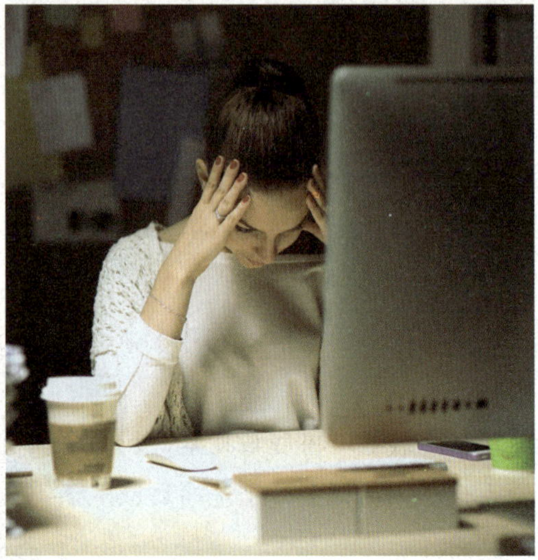

1.将海鱼洗净，蒸熟后将肉分离出来。

2.将冬笋、草菇以及鸡肝洗净后用开水焯一下再过冷水。

3.将冬笋、草菇、鸡肝分别切成小块。

4.将红辣椒去籽、洗净并切作菱形状。

5.将上汤倒入锅中加热，下海鱼肉、冬笋、草菇以及鸡肝，并加入盐调味。

6.见锅内沸腾后，放入红辣椒，并打入蛋清推匀，起锅前1分钟撒上芫荽即可。

◎注解 电脑工作者与文字工作者大多数时间都呆在办公室，很容易发生视力下降，且接受日晒的机会少，易缺乏维生素D而患骨质疏松症。芫荽龙鱼羹含有丰富的维生素A与D，正是为这类人群量身定制的健康美味。

05 简易粥

◇ 情人玫瑰粥

原料：50g大米、1朵新鲜玫瑰花

配料：500g鸡汤、蜂蜜适量。

降压指数：★★★☆☆
营养指数：★★★☆☆
推荐指数：★★★☆☆
个人评分：80分

做法：

1.将玫瑰花洗净剥瓣，大米淘干净并沥干。

2.将鸡汤倒入锅中旺火加热烧沸。

3.将沥干的大米倒入鸡汤中，再次煮沸时稍微加以搅动，然后改文火熬30分钟左右。

4.将玫瑰花瓣放入锅中，继续熬3分钟左右即可。

5.将熬好的粥盛入碗内，加入蜂蜜调匀即可食用。

◎注解 玫瑰具有预防便秘和促进血液循环等功效，蜂蜜遇热能将蛋白质等营养素转化为蛋白酶，促进肠胃蠕动。常食此粥能使肌肤光滑富有弹性，还有助于减肥。可以说，此粥是女性最佳的美容养颜保养品。

◇ 山楂粳米粥

降压指数：★★★★☆
营养指数：★★★☆☆
推荐指数：★★★☆☆
个人评分：85分

原料：50g新鲜山楂、50g粳米

配料：蜂蜜

做法：

1.将新鲜山楂洗净并去蒂。

2.将山楂放入开水中焯3分钟左右。

3.将粳米淘干净并沥干。

4.向锅中加入500g清水，旺火烧沸。

5.将山楂与粳米一起放入沸水中，先旺火煮沸，再改用文火熬30分钟左右即可。

6.将粥盛入碗中，加蜂蜜（根据个人喜好）。

◎注解 山楂营养丰富，可防治心血管疾病、扩张冠状动脉、降低血压、降低胆固醇，还具有开胃消食、活血化瘀、减肥以及改善睡眠等作用；粳米含有人体所需的粗纤维分子，能提高人体免疫功能、促进血液循环、促进胃肠蠕动，可治胃病、便秘、痔疮，预防糖尿病、脚气病、老年斑和便秘等疾病。可以说，此粥是天然的健康减压食品。

◇ 牛奶南瓜粥

降压指数：★★★★☆
营养指数：★★★☆☆
推荐指数：★★★★☆
个人评分：95分

原料：400ml牛奶、80g南瓜、40g大米

配料：30g洋葱、10g天麻、适量盐、胡椒粉

做法：

1.向锅中放入适量清水，旺火烧沸。

2.将天麻投入沸水中煮10分钟，滤渣取汁。

3.将南瓜去皮洗净并切作丁状，洋葱也切丁，米淘好备用。

4.将洋葱与南瓜一同略炒。

5.将淘净的米，倒入烧沸的天麻水中。

6.锅里再次沸腾时，将炒过的洋葱与南瓜一并倒入锅中，并倒入牛奶改文火熬30分钟。

7.起锅前加入适量盐、胡椒粉调味即可。

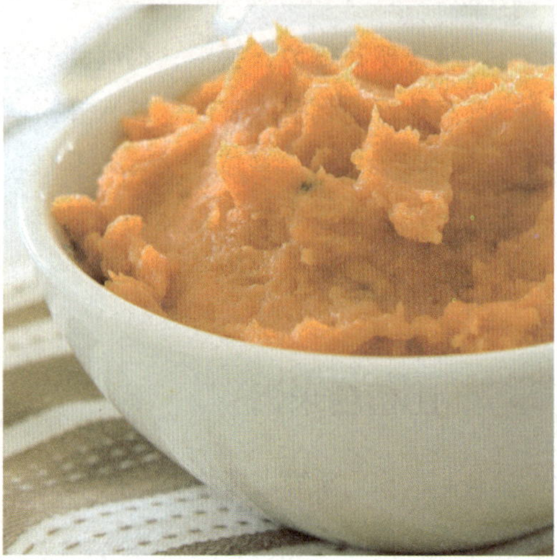

◎注解 南瓜味甘、性温，营养成分丰富，具补中益气、增加体力之功效；天麻味辛、性温，有镇静神经、促进脑循环的作用。此粥是补中益气、镇定安神之佳品。

◇ 皮蛋瘦肉粥

降压指数：★★★★☆
营养指数：★★★☆☆
推荐指数：★★★★☆
个人评分：85分

原料：150g猪瘦肉、两只无铅皮蛋、200g大米

配料：10g姜、油盐适量

做法：

1.将大米淘洗干净，加入两匙油、一匙盐以及少许水拌匀。

2.将姜洗净切成块，猪瘦肉洗净切碎，并放到开水中焯3分钟再捞出。

3.向锅中加入适量水，旺火烧沸。

4.向沸水中下肉块、姜片，然后再将大米下锅。

5.将皮蛋切碎，倒入一半下锅与米同煮，让皮蛋的味道充分融入粥的味道中。

6.待粥煮沸后改用文火熬50分钟左右，再倒入另一半皮蛋熬10分钟左右即可。

◎注解 皮蛋含的矿物质比鸡蛋和鸭蛋更多，其能中和胃酸、促进食物的消化与营养的吸收，具润肺、解毒、降压、养阴止血以及保护大脑功能等功效；瘦肉中则含有人体所需的丰富的蛋氨酸。此粥是夏日消燥清热、生津养血、补肝

降压的首选健康食品。

◇ 鸡肉白米粥

降压指数：★★★☆☆
营养指数：★★★★☆
推荐指数：★★★☆☆
个人评分：85分

原料：200g白米、110g鸡肉

配料：半匙生粉、一匙料酒、一匙酱油、1kg高汤，盐、胡椒粉、香菜各适量

做法：

1.将白米洗净后在水中泡30分钟。

2.将泡好的白米倒入锅中，加入高汤并旺火加热，煮沸后改文火慢熬。

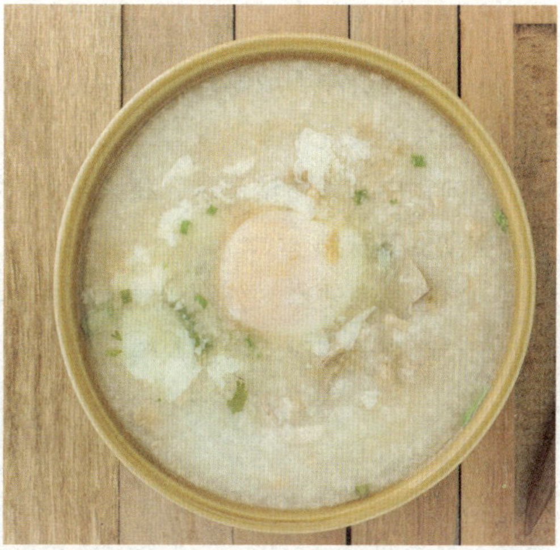

3.将鸡肉洗净后切成小丁，拌入料酒、生粉、酱油，将香菜洗净切碎。

4.看粥煮沸时，倒入鸡肉丁同熬。

5.起锅前加入适量盐和胡椒粉，盛入碗中时撒上少许香菜即可。

◎注解 鸡肉富含钙、磷、铁、镁、钾、钠以及蛋白质、脂肪、维生素等营养塑，具温中补脾、益气养血、补肾益精等功效。鸡肉白米同熬粥，能起到温中补虚，止渴消肿、养血强体之作用。

◇ 红枣粟米粥

降压指数：★★★☆☆
营养指数：★★★☆☆
推荐指数：★★★☆☆
个人评分：80分

原料：150g粟米

配料：50g红枣、20g橘饼、100g白糖

做法：

1.将红枣洗净去核同橘饼一起切碎。

2.将粟米淘洗干净。

3.向锅中注入适量清水，将粟米倒入锅中旺火煮沸改成文火慢熬看米粒煮开花后，将红枣和橘饼加入锅中熬20分钟左右。

4.将熬好的粥盛起，根据个人口味酌情加入白糖即可食用。

◎注解 本品具有止痢除烦、滋阴益肾、清热解毒之功效。

◇ 补心羊肉粥

降压指数：★★★★★

营养指数：★★★★☆

推荐指数：★★★★★

个人评分：95分

原料：200g大米、200g羊肉

配料：姜、葱、香油、碘盐、鸡精、冰糖各适量

做法：

1.将羊肉洗净切成薄片。

2.将大米淘洗干净。

3.向锅中加入适量清水，将大米倒入锅中，旺火煮沸后再放入羊肉片，适时稍微搅动促其快熟。

4.将姜、葱洗净，分别切成片和末后撒入锅中继续煮。

5.待粥煮开花时，再加入碘盐、冰糖、鸡精、香油煮开即可食用。

◎注解 本品具有宁心、化痰祛热的功效，适宜于咽干口燥、神志不宁和思虑过度者食用。